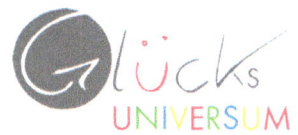

W0245226

Pflegedoof®

Fit für den Pflegedschungel

von

Autorenperle

Lilly Fröhlich

Glücksuniversum Verlag

Bibliografische Information der Deutschen Nationalbibliothek
Die Deutsche Nationalbibliothek verzeichnet diese Publikation in der
Deutschen Nationalbibliografie; detaillierte Informationen sind im Internet über **http://dnb.d-nb.de** abrufbar.

Lektorat: Marion Glück
Korrektorat: Bianca Weirauch
Autorenfoto: Dominik Pfau (www.dominikpfau.de)
Illustration: Angela Ziller
Umschlaggestaltung: Grit Gebauer
Satz und Layout: Marion Glück
Herstellung: BoD – Books on Demand, Norderstedt

1. Auflage
© 2023 Glücksuniversum Verlag

ISBN Softcover   978-3-949536-99-1
ISBN E-Pub   978-3-949536-98-4

Glücksuniversum Verlag ist ein Imprint der
Glücksuniversum GmbH, Ruhlsdorfer Straße 120, 14513 Teltow

Wir produzieren **perfekte nichtperfekte Bücher**. Wenn du einen **FEHLER**
entdeckst, ärgere dich bitte nicht. Werde zum **HELFER** und sende uns
deine Anregungen an verlag@gluecksuniversum.de

Weitere Informationen zum Verlag findest du unter:
www.gluecksuniversum.de/verlag/

Diesen Ratgeber der etwas anderen Art
widme ich meiner Mom.

›Der schlimmste aller Fehler ist,
sich keines solchen bewusst zu sein.‹

(Thomas Carlyle)

Inhalt

Vorbemerkung 13

Das Ende vom Anfang 15

Pflegefall und das gestuft? 33

    Vereinbarung Pflege und Beruf 33

        Kurzzeitige Arbeitsverhinderung 34

        Pflegezeit 40

        Money, Money, Money 42

        Familienpflegezeit 43

        Zinsloses Darlehen der BAFzA 44

        Rentenansprüche 46

        Sterbebegleitung 48

        Was machst du als Arbeitgeber? 49

        Belastung für pflegende Angehörige 50

        Pflegesystem 51

    Mental Load 54

Pflegegrade sind keine Temperaturen 65

    Selbsteinschätzungsbogen vom VdK 69

    Pflegebedürftiges Kind 70

    Leistungen 70

        Pflegegeld 70

        Pflegesachleistung 71

        Achtung: Haushaltshilfe 71

        Kombinationsleistungen 72

        Pflege-/Wohnberatung 72

        Pflegehilfsmittel 73

        Entlastungsbetrag 74

        Grundpflege 74

        Pflegegrad 1 75

        Pflegegrad 2 75

        Pflegegrad 3 76

Pflegegrad 4 76

Pflegegrad 5 77

Stufenfrei 79

Euro-Schlüssel 80

Wheelmap-App 80

Wo werde ich beraten? 80

Der Weg zum Pflegegrad 82

Schwerstkrank – und nun? 83

Diabetes – bist du zu süß? 84

Elternunterhaltsrechner 86

Wenn das Schicksal Kinder trifft 91

Borderline-Persönlichkeitsstörung 91

Was tust du, sobald du davon erfährst? 96

Was braucht dein Kind? 99

Hilfe für Angehörige 99

Schwerbehindertenausweis bei psychischer Erkrankung 100

Kinderkrankengeld 100

Pflegegeld fürs Kind 101

Pflegegrad bei psychischen Erkrankungen 102

Pflegetagebuch 105

Zuzahlungsfreie Pflegehilfsmittel 105

Wenn die Wohnung nicht mehr passt 106

Vollmachten – wer hat volle Macht? 109

Vorsorgevollmacht 109

Vorsorgevollmacht für Minderjährige? 111

Vermögenssorge 113

Personensorge 113

Wer, wie, was, warum? 116

Kosten der Vorsorgevollmacht 118

Was ist eine Beglaubigung? 119

Was ist eine Beurkundung? 119

Häufigste Irrtümer 120

Betreuungsverfügung 125

Patientenverfügung 128

Betreuung oder Vormundschaft 133

Achtung Bauernfänger 137

Pflege im ›Home Sweet Home‹ 141

Vorsicht Falle 141

Extrembeispiele in der Pflege 145

Anrechnung von Rentenpunkten 150

Fall 1 – du arbeitest noch 151

Fall 2 – du bist in Altersteilzeit 152

Fall 3 – du bist bereits in Rente 153

Benachteiligung bei der Pension? 154

Pflegeleistungen – Leistungen der Pflegekasse? 155

Wer bezahlt Pflegeleistungen? 156

Anspruch auf Beihilfe 157

Was genau zahlt die Pflegeversicherung? 159

Pauschalbeihilfe 160

Entlastungsleistungen in der Pflege 161

Tages- und Nachtpflege 161

Kurzzeitpflege 163

Verhinderungspflege 166

Voraussetzungen für Verhinderungspflege 167

Wo stellst du den Antrag? 168

Verhinderungspflege rückwirkend? 171

Was gehört alles zur Verhinderungspflege? 171

Exkurs – Dekubitus 173

Behandlungspflege 175

Medizinische Behandlungspflege 175

Sicherungspflege 175

Krankenhausverhinderungspflege 175

Kostenübernahme der Behandlungspflege 176

Häusliche Krankenpflege als Ergänzung 176

Roboter – künstliche Intelligenz...................176
My home is my castle...................179
Betreutes Wohnen...................180
Wohngemeinschaft...................180
Integriertes Wohnen...................181
Altenwohnheim...................181
Altenheim...................182
Pflegeheim...................182
Seniorenresidenz...................183
Seniorenstift...................184
Seniorendorf ist nicht Sun City...................185
Demenzdörfer...................186
Behinderteneinrichtung...................190
Betreutes Wohnen...................193
Notrufarmband oder -halskette...................195
Wohnberechtigungsschein...................196
Tauschbörsen...................199
Ehrenamtliche Seniorenberater...................200
Essen auf Rädern...................201
Fahr- und Begleitdienste...................201
Das sichere Haus...................201
Neue Wohnung, neues Glück...................203
Checkliste erstellen...................203
Kündigung der Wohnung...................205
Online-Dschungel...................206
Mit allen Sinnen prüfen...................207
Reservierungsgebühren und WBVG...................209
Drum prüfe, wer sich ewig bindet...................210
Rechte im Pflegeheim...................211
DigitalPakt Alter...................211
Wie bist du offline geschützt?...................214
Vertrag kommt von vertragen...................215

Das gehört in einen Heimvertrag...218

Haftungsübernahme durch Angehörige 219

Leistungszuschlag..221

Was, mehr Kosten?..221

Hilfsmittel im Pflegeheim 223

Costa quanta im Pflegeheim 227

Pflegewohngeld...229

Du oder die Pflegekasse?...229

Wer kann Sozialhilfe bekommen? 231

Heimkosten bei Abwesenheit..232

Selbstzahler aufgepasst!...234

Pflegevertrag kündigen 235

Pflegeheim kündigt – und nun? 235

Der Betrieb wird eingestellt 236

Der Bewohner verweigert die fachgerechte Pflege..................236

Fachgerechte Pflege ist nach gesundheitlicher Änderung nicht
mehr möglich 237

Grobe Vertragsverletzung durch den Bewohner 237

Zahlungsverzug...238

Was ist eine Heimaufsicht?..239

Check-up durch den MDK 239

Pflegestützpunkte 240

Das letzte Kapitel im Leben..241

Raumschiff als Sterbekapsel...241

Todesfall 243

Behördengänge..246

Kosten bei Nichtabholung 247

Abmeldungen...248

Gemischte Gefühle 248

Das Geschäft mit dem Tod 249

Bonuskapitel 251

Kurzzeitige Arbeitsverhinderung....................................251

Pflegezeit.. 252
Familienpflegezeit 252
Antrag auf Kurzzeitpflege 252
Voraussetzungen für Verhinderungspflege 253
Antrag auf Pflegeleistungen 254
Wie du einen Widerspruch schreibst... 255
Pflege von Kindern 257
Vorsorgevollmacht 257
    Vermögenssorge 257
    Personensorge 258
    Patientenverfügung.. 261
    Checkliste für den Umzug ins Heim 262
    Checkliste für vorvertragliche Informationen eines Pflegeheims 263
    Sterbeurkunde beantragen 266
Hier wird dir geholfen 267
Abkürzungsverzeichnis 268
Mein fettes Danke 269
Über die Autorin 271

Lilly Fröhlich alias Nicole Schwalbe
Autorin, Ghostwriterin, Podcasterin, Juristin
E-Mail: autorin@lilly-froehlich.de
www.lilly-froehlich.de

Vorbemerkung

Pflegedoof® ist der 2. Band aus der Reihe der doofen Bücher. Obwohl der Titel sehr provokativ ist, ist er keineswegs eine Provokation deiner Intelligenz. Vielmehr geht es in diesem Buch darum, dass wir in unserem Leben früher oder später an einen Punkt geraten können, an dem wir mit einem riesigen Fragezeichen vor einem Pflegeproblem stehen. In der Regel haben wir nirgends gelernt, wie wir am besten reagieren, welche Rechte wir haben und wie was funktioniert, wenn ein naher Angehöriger oder wir selbst plötzlich zum Pflegefall werden.

Damit du so richtig durchstarten kannst, bekommst du diesen Ratgeber an die Hand. Er ist für alle, die aufgeklärter durch die Welt laufen wollen. Es handelt sich hierbei nicht um eine konkrete Rechtsberatung, sondern um einen Leitfaden mit vielen frei erfundenen Fallbeispielen, deren Handhabung in der Rechtsprechung quasi in alle Richtungen entschieden werden kann. Bei konkreten, individuellen Problemen wende dich bitte an einen Rechtsanwalt oder entsprechende Beratungsstellen.

Viele weitere Beispiele und Hinweise findest du in meinem

Lebensdoof®-Podcast.

Weil ich keine Vorwörtchen mag – schließlich kann ich auch nicht nur ein bisschen schwanger sein, warum soll es dann ein Wort vor dem Wort geben? –, merke ich hier noch etwas gaaanz Wichtiges an: Um in diesem Ratgeber eine bessere Lesbarkeit zu erreichen, wird auf die Nennung der weiblichen und männlichen Bezeichnung verzichtet. Die in diesem Buch verwendete männliche oder auch weibliche Bezeichnung gilt für alle Personen jeden Geschlechts.

Und jetzt geht es los.

Pflegedoof®

Das Ende vom Anfang

Was für ein Horror!

18 Jahre lang fiebert man darauf hin, erwachsen zu sein und alles selbstbestimmt tun zu dürfen. Dann versetzt man 50 Jahre lang Berge, lernt, lehrt, buckelt, liebt und lebt … vielleicht zieht man Kinder groß, betreut Enkelkinder … und vieles mehr. Um dann am Ende plötzlich in ein Seniorenheim abgeschoben zu werden.

Dort riecht es permanent nach Desinfektionsmitteln, vielleicht auch nach Pipi und Essen.

Essen?

Gott, erinnerst du dich an all die Schlemmereien in deinem Leben? Kostbarkeiten im Restaurant oder aus deiner eigenen Küche?

Stelle dir vor, du sitzt jetzt in einem Seniorenheim.

Kannst du hier abends Tomaten mit Mozzarella essen, wenn dir danach ist? Oder gibt es mittags auch mal Nudeln mit Käsesoße?

50 Jahre lang hast du dein eigenes Essen gekocht – oder einen Partner gehabt, der dich kulinarisch verwöhnt hat – und jetzt landet ›Großküchenfraß‹ auf dem fremden Teller, den du nicht einmal schön findest, und zwar Essen nach einem Speiseplan, den du dir nicht ausgesucht hast.

Spätestens jetzt wird dir bewusst: Das Seniorenheim ist nur ein Gefängnis für diejenigen, die auf Pflege angewiesen sind. Menschen, die sich nicht mehr alleine versorgen können, ohne die Bude abzufackeln oder zu verhungern, weil sie vergessen zu essen.

In einem Sessel wartest du trostlos auf den Tod.

Wow! Das war's.

Ist das die Belohnung für all das, was du in deinem Leben erreicht hast?

Ein Platz im Seniorenheim, vielleicht sogar noch gefesselt an ein Bett?

Mit einem fremdbestimmten Tagesablauf?

Ich wünsche es dir nicht.

Lass uns das Bild verändern.

Nicht du bist im Alter gefangen, sondern deine Eltern.

18 Jahre lang haben sie dich aufgepäppelt und lebensfähig gemacht, dich liebevoll aus dem Nest geschubst und schließlich trotzdem noch 30 Jahre lang unterstützt.

Sie sind eingesprungen, wenn irgendwo der Schuh drückte, das Portemonnaie leer war oder du einfach nicht weiter wusstest.

Und jetzt sind sie pflegebedürftig und sollen ihr selbstbestimmtes Leben aufgeben?

In eine fremde Umgebung ziehen und sich von fremden Menschen in wirklich schlimmen Fällen den Hintern abwischen lassen?

Macht das was mit dir?

Mit mir schon.

Es gruselt mich.

Und trotzdem überlegst du, deine Eltern oder ein Elternteil in fremde Hände zu geben. Du bist vielleicht verzweifelt oder hast weder Lust noch Zeit noch die Kraft, den ›Altensitter‹ zu spielen.

Was für eine vertrackte Situation!

Ich verstehe beide Seiten. Eine echte Zwickmühle.

Ich weiß nicht, ob ich nicht die Sterbekapsel in der Schweiz[1] einem müffelnden, fremden Seniorenheim vorziehen würde, wenn es so weit ist. Diese wurde 2021 legalisiert und ist seit 2022 im Einsatz. Oder ob ich versuchen würde, alle Regeln des Seniorenheims zu sprengen und jeden Tag den Pizzadienst bestellen und Party feiern würde, und zwar so lange, bis den Pflegern die Haare pink anlaufen und sie schließlich kapitulieren und mitfeiern.

Aber Spaß beiseite, älter werden ist komisch.

Während der Körper welkt, schmerzt und nicht mehr so will wie früher, ist der Kopf – wenn du Glück hast – hellwach und etwa im Alter von 20 stehen geblieben. Bei manchen will auch der Kopf nicht mehr und man bewegt sich rückwärts auf den Entwicklungsstand eines Kindes zu.

Älter werden geht vielleicht noch.

Aber alt und gebrechlich sein, vielleicht sogar dement, ist ätzend.

Zum Mond fliegen geht, doch ich frage mich, warum noch keiner eine Zauberformel entwickelt hat, nach der jeder Mensch in der körperlichen Verfassung eines gesunden etwa 30-Jährigen stehen bleibt und sich damit in den nächsten 50 bis 70 Jahren mental ›zu Ende‹ entwickeln und so leben darf.

Vielleicht sollte man die Länge des Lebens an die Nettigkeit des Charakters binden.

Warum ich das charakterlich festmache?

Meine Oma hatte eine Nachbarin, die war an Boshaftigkeit nicht zu übertreffen.

---

[1] https://www.stern.de/digital/technik/vollautomatische-gas-kapsel---sterbehilfe-durch-den-sarco-pod-legal-zugelassen-31392036.html

Sie war von allen gefürchtet.

Und sie war alt.

Böse und alt.

Und weil sie unfassbar gemein zu den Menschen war, hat meine Oma immer gesagt: »Die ist so schrecklich, die will nicht einmal der Teufel haben. Da muss der Sensenmann noch mit der Schaufel nachhelfen.«

Diese Frau habe ich schon als Kind gefürchtet wie den schwarzen Mann, bei dem wir als Kinder überlegen mussten, wie wir den Platz überqueren sollen (laufen, Entengang oder rückwärts), wenn ER kommt.

›Menschenmonster‹ jedweder Art will niemand.

Und doch gibt es sie.

Und leider gar nicht so selten.

Manchmal scheint es mir, als komme mit dem Alter das Aggro-Gen erst richtig in die Entfaltung.

Und ja, wenn man die Menschlinge nach Charakter einteilen müsste, um zu bestimmen, wer wie lange einen Zaubertrank bekommt, braucht man ein objektives Mitarbeiterteam im Universum.

Gibt es nicht. Kann es auch nicht geben, denn wir sind Subjekte.

Den ›charakterlich geeignet‹-Platz würden sich die Reichen wahrscheinlich erkaufen können und mit Pech hätte auch in meiner Wunschwelt das Böse wieder einen Platz in unserer Gesellschaft.

Aber dieses Zauberelixier gibt es ja gar nicht.

Vielleicht im nächsten Leben.

Darum lohnt es sich nicht, so etwas zu visualisieren.

Vielmehr ist es wichtig, eine Lösung für das Hier und Jetzt zu finden, denn jetzt sind wir in diesem Leben und hierfür muss eine Lösung her.

Bei meiner Recherche für dieses Buch sind Tausende Fragen in meinem Kopf explodiert und ich habe überall nur noch Pflegekräfte und Pflegebedürftige gesehen.

Mein Fokus eben.

Was waren das für Fragen?

Fragen wie:

Gibt es eigentlich Seniorenheime, wo die Bewohner wenigstens einmal im Monat ein Wunschessen bestellen können?

Oder wo sie mitkochen dürfen?

Eine Freundin hat sich immer ein Pflegeheim auf dem Land vorgestellt, wo man mit einem Bus zu seinem Arzt gebracht wird und sich ansonsten um die Beete von Städterfamilien kümmert, Rosen beschneidet und Möhren anbaut. Und wenn die Städterfamilien zum Ernten kommen, dann trinken sie mit einem Kaffee und bringen Kuchen mit und die Kinder lesen etwas vor oder spielen mit einem Karten.

Apropos Seniorenheim, gibt es verschiedene Arten?

Vielleicht nach Krankheitsbildern sortiert?

Oder nach Pflegestufen, ach nee, heißt ja jetzt ›Pflegegrad‹?

Wo erfährt man davon?

Bei meinen Nachforschungen bemerkte ich, es gibt nicht nur Senioren, die Hilfe brauchen.

Es gibt da noch die Fälle, die so gruslig sind, dass mir das Herz schon beim bloßen Gedanken daran schwer wird. Ein Unfall, ein medizinischer Fehlschlag oder eine Krankheit sorgen dafür, dass (d)ein minderjähriges – oder gerade mal 20-jähriges – Kind zum Pflegefall wird.

Plötzlich ist es vorbei, dass es lachend über den Rasen tollt, Spielzeug über den Teppich schiebt oder weinend aus der Kita oder Schule kommt. Kita und Schule sind dann nicht mehr möglich.

Diese Fälle können viele Gesichter haben.

Auch Mutproben kommen leider immer noch vor.

Ich kenne eine wunderschöne Frau, die seit ihrem 13. Lebensjahr im Rollstuhl sitzt, weil sie auf der Klassenreise vom Dach gesprungen ist, um mit dieser ›Mutprobe‹ den anderen zu zeigen, dass sie kein Schisser ist.

Ein gebrochenes Bein wäre hier ein Geschenk gewesen.

Dieser Unfall hat das gesamte Leben der Familie auf den Kopf gestellt.

Plötzlich war nichts mehr wie vorher.

Ein Rollstuhl musste her und eine Reha.

Die gesamte Wohnung war nicht behindertengerecht.

Und nun?

Wie kann eine Familie so einen Umbau stemmen oder müssen alle umziehen, damit der Rollstuhl auch durch die Türen passt?

Oder nehmen wir Erkrankungen.

Was können Eltern tun, deren Kinder an Krebs erkranken und die dadurch keine Zeit und keine Kraft mehr für ihre Arbeit haben?

Oder was ist mit der 10-jährigen Marie, die durch eine Maserninfektion seit ihrem 7. Lebensjahr im Wachkoma liegt?

Sie ist seit vielen Jahren scheinbar wach, zeigt aber kein Bewusstsein und kann auch nicht mit ihrer Umwelt interagieren.

Sie liegt einfach nur da und starrt mit leerem Blick an die Zimmerdecke, weil sie eine schwere neurologische Störung im Großhirn hat.

Und was machen die Eltern?

Wie gestalten sie ihr Leben?

Können sie noch zur Arbeit gehen?

Morgens zur Arbeit fahren, das Kind liegen lassen und nachmittags wieder vorbeischauen?

Oder liegt das Kind in einer Klinik?

Ein Mensch im Wachkoma hat eine durchschnittliche ›Lebenserwartung‹ von etwa fünf Jahren. Einer von zehn Patienten findet nach einiger Zeit wieder in ein selbstbestimmtes Leben zurück. Eine Hoffnung, die jedes Elternteil antreibt, unter Druck setzt und wie automatisiert pflegen lässt.

Und zur Pflege gehört nicht nur das Halten der kleinen Patschehändchen eines Kindes, sondern auch die Körperpflege, das Umlagern, um ein Wundliegen vorzubeugen, vielleicht sogar noch eine Versorgung für die künstliche Beatmung und Ernährung.

Das betrifft übrigens jung wie alt.

Und dann tauchen Fragen auf wie:

Kann man pflegebedürftige Menschen zu Hause pflegen und wenn ja, unter welchem Aufwand?

Was ist mit der Ernährung?

Mit der medizinischen Versorgung?

Kann ich das allein stemmen oder benötige ich Hilfe?

Ich habe mich nie damit beschäftigt – beschäftigen müssen.

Noch nicht. Zum Glück.

Lernt man ja auch nirgends.

Weder in der Schule – klar, da ist das Thema ja auch noch ein gefühltes ganzes Leben entfernt – noch woanders. Und wenn dieser Fall eintritt, möchte man wissen, wie der Hase läuft.

Was kann das Schicksal dann doch manchmal für eine Herausforderung sein!

Auch bei den Alten.

Sie meisterten ein ganzes Leben und kaum sind sie ›alt‹ und dürfen endlich an sich denken – Cocktails schlürfen am Strand, Bücher lesen zwischen den Massagen oder Party feiern, weil sie nicht mehr arbeiten müssen –, da wirft ihnen das Leben einen Pflegefall an den Hals. Man kann nichts machen und schwups, ist man vielleicht auch noch außerstande, sich selbst zu versorgen.

Grumpf.

Aber zum Glück gibt es ja Pfleger*innen, die sich um genau diese Fälle kümmern können.

Noch.

Ja, du liest richtig, noch.

Seit Jahren wird ihre Arbeit weder gesellschaftlich noch finanziell angemessen anerkannt und wertgeschätzt.

Das Applaudieren nach der stressigen Covid-Zeit war wertschätzend gemeint, doch können sie sich davon auch nichts kaufen.

Es herrscht meist permanenter Personalmangel, was sich auch auf die Qualität der Pflege auswirkt.

Zudem sind sie aus meiner Sicht elendig unterbezahlt und immer wieder gibt es zusätzliche Auflagen, um weiterhin deinen Angehörigen den Hintern abzuwischen, weil du dazu vielleicht weder Zeit noch Lust noch Kraft hast.

Und so sehen das auch viele Pflegekräfte, die alle peu à peu kündigen und sich in andere Berufe verabschieden.

Doch was machen wir ohne den unfassbar großmütigen Einsatz dieser Menschen?

Ich kenne ein paar von ihnen und ich ziehe meinen imaginären Hut. Ihr Einsatz verlangt aus meiner Sicht jedermanns ganzen Respekt.

Wenn ein Pflegefall in unser Leben tritt, stellen sich noch mehr Fragen.

Wie sieht die Alternative zum Pflegeheim aus?

Back to the roots – zurück zu unseren Wurzeln?

Das heißt: Kinderzimmer ausräumen, Eltern rein und drei Generationen unter einem Dach. Wirklich!?

»Verschwinde!«

Geschockt starrt Sabine ihre Mutter an, als stünde eine Fremde vor ihr.

»Raus!«

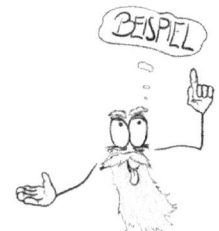

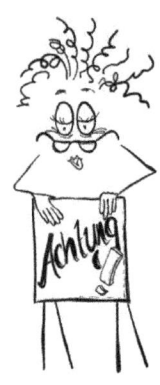

»Mamaaa?«

»Ich bin doch nicht dement! Du spinnst! Ich ziehe doch nicht bei dir ein wie ein kleines Kind. Raus! Verlasse mein Haus! Sofort!«

Mit hängenden Schultern geht Sabine.

Sie sieht den geistigen Verfall ihrer Mutter, aber sie kann nicht eingreifen, weil ihre Mutter mündig ist und es nicht wahrhaben will.

So oder ähnlich können sich die Szenen abspielen, wenn Eltern oder Großeltern ›ins Alter‹ kommen und man plötzlich feststellt, da stimmt etwas nicht.

Da ist etwas faul.

Warum weiß sie nicht mehr, wo sie ihren Haustürschlüssel hingetan hat?

Du hast ihr doch erzählt, dass du vorbeikommst.

Hä, eben hat sie doch noch Essen vom Imbiss geholt, warum steht sie jetzt in der Küche und kocht Mittagessen?

Oder ist es dein Vater, der vergessen hat, den Herd auszuschalten?

Wieso sitzt er morgens noch im Sessel und guckt Fernsehen, weil er vergessen hat, schlafen zu gehen?

›Honig im Kopf‹? Wie in dem Film mit Dieter Hallervorden?

Alt werden ist toll – oder doch nicht?

Alt werden gehört zum Leben dazu. Genauso wie der Tod. Und doch fürchten wir uns davor, weil wir nicht wissen, was auf uns zukommt. Sich damit auseinanderzusetzen, würde bedeuten, wir müssten uns bewusst mit der letzten Phase unseres Lebens, unserer eigenen Sterblichkeit auseinandersetzen. Neben dem Tod kein schönes Thema für die meisten Menschen.

Bist du gesund – körperlich und geistig?

Was tust du, wenn der Kopf plötzlich nicht mehr so will?

Am Anfang tust du dich sicherlich schwer.

Dabei es ist egal, ob es um dich als den Betroffenen geht, der seine Vergesslichkeit nicht wahrhaben will, oder um deine Angehörigen, denen ganz übel wird bei der Bürde, die plötzlich auf sie wartet.

Diese Vergesslichkeit hat einen hässlichen Namen: Demenz.

Ich persönlich mag das Wort nicht. Ihm haftet eine enorme Negativität an.

Das Wort sagt: Schluss mit der Selbstbestimmtheit. Schluss mit dem Leben leben. Leben ja, genießen wahrscheinlich nein. Ab Zeitpunkt X denken andere für dich, weil du es nicht mehr kannst, obwohl du willst. Und du weißt nicht einmal, wann das sein wird.

Hält dein Gedächtnis noch ein paar Jahre, Monate oder nur Wochen?

Wirst du deinen Partner noch erkennen?

Deine Kinder?

Heiliger Bimbam, vielleicht kannst du dich sogar nicht einmal mehr an dich selbst erinnern, weil da ein altes Wesen in den Spiegel guckt und du dich noch ganz jung in Erinnerung hast?

Eventuell musst du dein geliebtes Zuhause verlassen.

Du kommst in ein Pflegeheim, wo sich Fremde um dich kümmern und Fremde entscheiden, was du wann essen darfst.

Pflegedoof®

Appetit auf 'nen Salat mit Tofu? Oder eine Runde Skat?

Pech gehabt. Die Pfleger haben auch so schon genug zu tun – ohne deine Extrawünsche.

Und was bedeutet so ein Pflegeheim für dich als ›Kind‹ des Betroffenen?

»Was, du schiebst deine eigene Mutter ab? Schäm dich!«

Andere haben gut reden, was? Vielleicht denkst du diesen Satz auch selbst.

Was macht er mit dir?

Fühlst du dich wohl?

Oder unter Druck gesetzt?

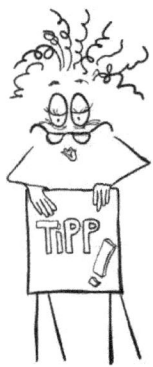

An dieser Stelle ein kleiner Tipp:

›Wer mit dem Finger auf andere zeigt, zeigt mit drei Fingern auf sich!‹

Menschen, die dir ein schlechtes Gewissen einreden wollen, sind oft selbst betroffen.

Dein Elternteil war immer so stark wie ein Fels in der Brandung.

Wirklich immer.

Und jetzt?

Wo ist der Fels?

Bröckelt er?

Oder ist er schon zerbröselt?

Das Ende vom Anfang

Alt werden ist toll?

Nee, so ist Altwerden mies.

Und so hat sich das sicherlich niemand vorgestellt.

Trifft aber leider den Kern: Die wenigsten mögen es, aber niemand kommt darum herum.

Es sei denn, jemand verabschiedet sich ›zu früh‹.

Ups ... zu früh?

Wann ist ›zu früh‹?

Wer entscheidet, wann ›zu früh‹ ist?

Gibt es eine Altersgrenze, bei der wir sagen (dürfen), nun ist aber gut, nun darfst du gehen?

Fängt mit 66 Jahren laut Udo Jürgens das Leben nicht eigentlich erst an?

Meine Oma ist mit 66 Jahren gegangen.

Viel zu früh.

Das fand ich – und sie auch.

Sie hat sich gegrämt, weil sie ein schweres Leben hatte und endlich mal genießen wollte, jetzt, wo sie in Rente war und ihren verhassten Job nicht mehr machen musste. Pflegerin – harte Arbeit in der Psychiatrie. Und kaum war sie in Rente, kam der Krebs und ertränkte sie. Ein Gebärmutterkrebs, der so viel Wasser produzierte, dass sie buchstäblich volllief und ertrank.

Meine Großtante dagegen wurde 107. Sie hatte zwei Weltkriege miterlebt, drei Staatsgründungen (wenn man die Wiedervereinigung mitzählt) und sie war fit bis ins hohe Alter.

Sie war bei drei verschiedenen Währungsumstellungen dabei (die neuen Bundesländer hatten sogar vier, sodass sie von Hamburg aus rüberlinsen konnte).

Wenn man also 107 ist, ist man dann ›alt genug‹?

Darf man dann gehen?

Wie geht man?

Und wohin geht die Reise?

Ich erinnere mich noch an den Tag, an dem meine Oma starb.

Ihr Gesicht sah nicht mehr aus wie sonst.

Sie sah aus wie der Tod selbst.

Und mein Sohn, gerade mal eineinhalb, sah seine Ticktack-Oma und rannte weg. Er versteckte sich und weigerte sich, den Raum noch einmal zu betreten.

Irre, was Kinder sehen und fühlen. Manchmal wissen sie Dinge, die wir Erwachsenen noch nicht wissen.

Rückblickend wusste ich auch, dass der Tod da war.

Rückblickend weißt du wahrscheinlich auch viele Dinge.

Aber just in dem Moment ist es viiiel einfacher, das Bauchgefühl zu ignorieren.

Und den Bauch ignorierst du wahrscheinlich oft.

Dabei gibt es Situationen, in denen du ihn brauchst, er dir alleine jedoch nix nützt.

Und das ist genau dann der Fall, wenn du feststellst, dass dein Partner, ein Eltern- oder Großelternteil nicht mehr so das Leben bestreiten kann wie früher. Er oder sie kann sich nicht mehr eigenständig versorgen.

Oder was passiert mit deinem volljährigen Kind, wenn es durch einen Unfall plötzlich pflegebedürftig ist und dauerhaft auf fremde Hilfe angewiesen ist?

Das sind genau die Momente, in denen dieses Buch ins Spiel kommt.

Mit diesem Ratgeber möchte ich dir ein einfühlsames Lesewerk an die Hand geben, mit dem du – das wünsche ich dir – eine Lösung für dich und deinen Pflegefall findest

Ich wiederhole mich. So ein Pflegefall wirft Fragen auf, deren Antworten du nicht in der Schule gelernt hast. Das Thema ist zu dem Zeitpunkt in der Regel auch viel zu weit weg gewesen.

Ebenfalls lernst du die Lösung oftmals auch nicht im Laufe des Lebens. Meistens zumindest.

Der Pflegefall kommt und du stehst vor einem emotionalen Scherbenhaufen, auf dem zusätzlich ein ganzer Sack voller Probleme abgestellt wurde.

Nett, was?

Nee, nicht nett.

So gar nicht nett.

Und trotzdem solltest du den Sack öffnen und jedes Problem(chen) herausholen, denn wenn du es nicht tust, explodiert der Sack und die Probleme fliegen dir um die Ohren.

Bauchgefühl ignorieren geht.

Aber dann ist die Misere eines Tages riesengroß und zieht weitere Probleme ins Leben.

Schauen wir uns dieses Säckchen also einmal gemeinsam an.

Gemeinsam sind wir stärker.

Gemeinsam wiegt das Säckchen etwas weniger.

Na, los, öffnen wir das Band und widmen wir uns dem ersten Problem zusammen!

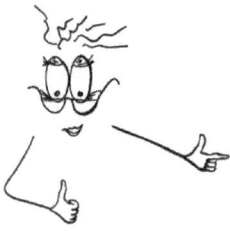

Eins noch: **Dieser Ratgeber hat keinen Anspruch auf Vollständigkeit**, aber er zeigt dir auf, was es für Wege gibt, Lösungen zu finden, wie du Pflegegrade beantragen kannst oder das passende Seniorenheim für deine Angehörigen findest.

Ich weiß, der Titel ist sehr provokant, aber er erfasst die Situation sehr gut: Wir alle meistern unser Leben. Doch wenn es darum geht, dass ein Pflegefall von jetzt auf gleich eintritt, stehen wir mit einem riesigen Fragezeichen vor der nun vorhandenen Baustelle und brauchen schnell eine Lösung.

Darum ›Pflegedoof®‹.

Die Emotionen kann ich dir nicht abnehmen.

Vielleicht etwas lindern und dir zeigen, hey, du bist nicht allein.

Aber gegen deine Fragezeichen kann ich etwas tun.

Ich liefere dir Ideen und du setzt sie um.

Wir schaffen es gemeinsam.

Oh, und ganz wichtig: Wir nehmen eine Portion Humor mit, denn mit einem Lächeln ist das Leeren des Problemsäckchens viel leichter.

Das Ende vom Anfang

Die Tränen und die Trauer kommen von ganz allein. Darum brauchen wir auf jeden Fall eine Prise Humor zwischen den Buchstaben.

Ich wünsche dir also viele Erkenntnisse und etwas Erleichterung auf so einem doch sehr schweren Lebensabschnitt. Hiermit möchte ich dir diesen Leitfaden an die Hand geben, damit du nicht mehr ›plegedoof®‹ durchs Leben gehst. Darum sage ich,

schnapp dir diesen Ratgeber

und

mach dich fit für die Pflege!

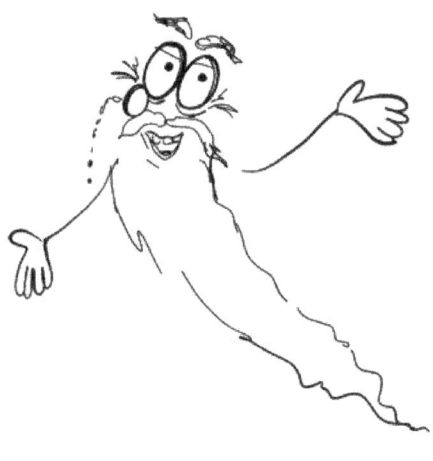

Pflegedoof®

Pflegefall und das gestuft?

Das erste Päckchen unseres Problemsäckchens führt uns zu einer sehr wichtigen Frage:

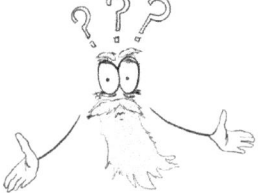

Wie vereinbarst du einen plötzlich auftretenden Pflegefall mit deinem Beruf?

Niemand kann von Luft, Liebe und Pflege leben.

Wie organisiere ich also alles?

Wo hole ich mir Hilfe?

Vereinbarung Pflege und Beruf

Meine Generation kommt langsam in ein Alter, wo nicht nur Eltern und/oder Großeltern plötzlich pflegebedürftig sein können – auch unsere Kinder können durch Unfall oder Krankheit oder medizinische Eingriffe so einen großen Schaden nehmen, dass sie von jetzt auf gleich pflegebedürftig werden.

Die Krux an der Sache: Der ›normale‹ Durchschnittsbürger arbeitet in der Regel im Alter zwischen 20 und 67 und kann sich schwer aufteilen zwischen Brötchen verdienen und Angehörige pflegen.

Betrifft es die eigenen Kinder, stellen sich viele die Frage meist gar nicht, ob sie die Pflege übernehmen.

Die meisten übernehmen sie mit einer Selbstverständlichkeit sondergleichen.

Erstaunlich, oder?

Geht es um die (Groß-)Eltern, die ein Leben lang selbstbestimmt waren, die eine Stütze waren und nun nicht einmal einsehen, dass sie Hilfe brauchen, sieht die Hilfsbereitschaft möglicherweise anders aus.

Da geht bei dem ein oder anderen ein Ruck durch den Körper und der Bauch schreit dem Verstand zu: Lass es!

Aber können wir unsere Eltern einfach so im Stich lassen?

Oder anders gefragt: Wollen unsere Eltern überhaupt Hilfe haben?

Was können wir tun?

Kurzzeitige Arbeitsverhinderung

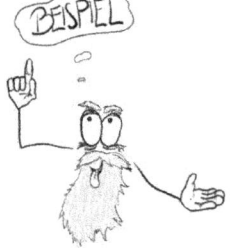

Nehmen wir an, du bekommst einen Anruf, dass deine Mutter gestürzt ist. Die Verletzung ist so gravierend, dass sie nach einem kurzen Klinikaufenthalt nicht mehr in der Lage sein wird, sich selbst zu versorgen.

Ich kenne einige, die in dem Moment wie der Ochs vorm Berg stehen würden und nicht wüssten, was sie tun können.

Du arbeitest doch, hast ein Job. Da kannst du doch nicht einfach den Stift fallen lassen und dich vom Arbeitsplatz entfernen.

Oder doch?

Der Chef hatte sich schon angestellt, weil du zu Hause bleiben musstest, wenn das Kind krank war. Was soll er erst sagen, wenn

Pflegefall und das gestuft?

du Zeit benötigst, weil du die Mutter pflegen beziehungsweise unterstützen musst?

Was kannst du in so einem Fall tun?

Einen ohnehin schon komplett ausgebuchten, überlasteten mobilen Pflegedienst beauftragen?

Den Job hinschmeißen?

Selbst einen Pflegedienst gründen?

Ich habe solche Situationen mit Arbeitskollegen erlebt.

Es kam ein Anruf, große Verzweiflung machte sich breit und ein mehr als großes Fragezeichen war im Gesicht abzulesen.

Zusätzlich zum Schmerz, dass die eigene Mutter plötzlich Hilfe braucht, kam die Sorge: ›Was mache ich bloß, um ihr auch helfen zu können?

Hier kommt die **Lösung**:

Für Arbeitnehmer

Du kannst dich spontan **bis zu 10 Tage** von der Arbeit freistellen lassen, wenn du Zeit brauchst, um die akut aufgetretene Situation zu organisieren.

Hier ist es egal, ob es sich um dein Kind handelt, welches durch einen Unfall plötzlich im Rollstuhl sitzt, oder ein Elternteil, das zum Beispiel einen Schlaganfall hatte.

Diese Freistellung nennt sich ›**kurzzeitige Arbeitsverhinderung**‹ und ist in § 2 Pflegezeitgesetz geregelt.[2]

---

[2] PflegeZG von 2008, zuletzt geändert am 22.11.2021

Du gehst zu deinem Chef oder Personalchef und teilst ihm mit, dass es einen plötzlichen Vorfall in der Familie gegeben hat und du die Situation überprüfen und organisieren musst.

Diese 10 Tage kannst du **sofort** nehmen, ohne eine bestimmte Ankündigungsfrist, auch wenn das für den einen oder anderen Firmenchef sicherlich eine Herausforderung sein kann. Natürlich musst du deinem Chef mitteilen, **warum** du diese Arbeitsverhinderung in Anspruch nimmst, und auch die voraussichtliche Dauer einschätzen, damit dein Fehlen eingeplant werden kann.

Diese 10 Tage musst du nicht an einem Stück nehmen, du kannst auch mehrfach immer mal wieder einen Tag nehmen. Das ist vor allem günstig, wenn die Termine, die dich nun erwarten, an unterschiedlichen Tagen stattfinden.

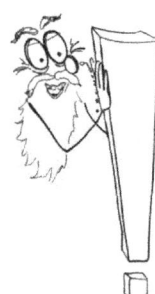

Entscheidend ist, dass es diese **10 Arbeitstage pro zu pflegender Person** gibt, nicht pro pflegendem Angehörigem.

Diese 10 Tage können also auf mehrere Personen aufgeteilt werden.

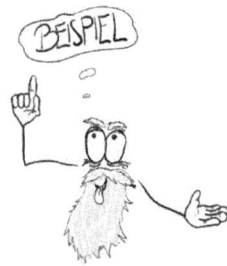

Du nimmst dir 3 Tage frei, dein erwachsener Sohn nimmt sich 4 Tage und dein Bruder nimmt sich 3 Tage, um deine Mutter zu Arztterminen zu begleiten. Dies geht natürlich nur, sofern die Angehörigen der pflegebedürftigen Person im Berufsleben stehen.

Wer kann dieses Konstrukt nutzen?

Nahe Angehörige:

✓ Ehe- und Lebenspartner
✓ Partner in einer eheähnlichen Gemeinschaft
✓ Eltern
✓ Geschwister
✓ Kinder
✓ Stiefeltern
✓ Schwiegereltern
✓ Großeltern
✓ Adoptivkinder
✓ Pflegekinder
✓ Enkelkinder
✓ Schwager/Schwägerin

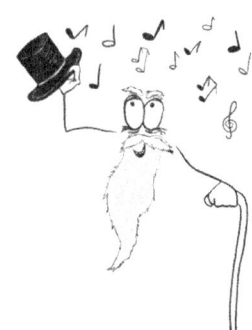

Diese **kurzzeitige Arbeitsverhinderung** kann sich jeder Arbeitnehmer nehmen, unabhängig davon, wie groß die Firma ist, in der er oder sie arbeitet. Sie ist nicht von der Zustimmung des Chefs abhängig, auch wenn dieser eine ärztliche Bescheinigung über die voraussichtliche Pflegebedürftigkeit des Angehörigen fordern kann.

Während der Corona-Pandemie wurde die Zeitspanne von 10 auf 20 Tag verlängert, da es immer wieder zu Engpässen in der Versorgung gekommen ist und Angehörige einspringen mussten, um sich um die Betroffenen zu kümmern. Diese Verlängerung gab es allerdings nur bis Ende März 2022. Ob sie noch einmal eingeführt wird, hängt sicherlich von dem Umstand einer erneuten Pandemie ab.

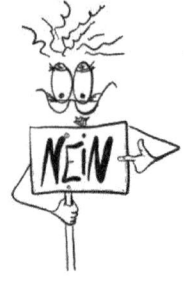

Jetzt kommt leider der fette Haken, den ich persönlich für eine riesige Lücke im Gesetz halte:

Dein Chef hat keine Pflicht zur Lohnfortzahlung!

Das Pflegezeitgesetz gibt dies nicht her.

Ein Arbeitgeber ist demnach nur zur Lohnfortzahlung verpflichtet, wenn das einzel- oder tarifvertraglich in deinem Arbeitsvertrag für genau diesen Notfall geregelt ist. Es gibt auch Betriebsvereinbarungen, in denen das geregelt ist. Hier solltest du dich unbedingt vorher erkundigen.

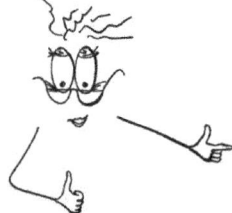

Auch wenn das Thema weit weg zu sein scheint, solltest du eine **Regelung in deinem neuen Arbeitsvertrag festhalten.**

Solltest du einen weniger einsichtigen Arbeitgeber erwischt haben, der dir auch nicht aufgrund von § 616 BGB[3] eine Lohnfortzahlung gewährt, kannst du >**Pflegeunterstützungsgeld**< bei der Pflegeversicherung des Pflegebedürftigen beantragen.

Das sind immerhin 90 Prozent des Nettoarbeitsentgelts.

Auch **Minijobber**, also geringfügig entlohnte Beschäftigte, können dieses Pflegeunterstützungsgeld beanspruchen.

---

[3] BGB = Bürgerliches Gesetzbuch

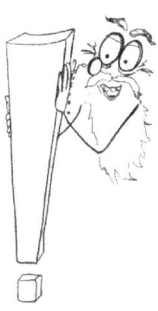

Auch wenn dein Arbeitgeber dir kein Arbeitsentgelt weiterzahlt, so bist du trotzdem weiterhin kranken-, pflege-, renten- und arbeitslosenversichert. Im Gegenzug zur Nichtzahlung deines Lohns zahlst du in dieser Zeit keine Sozialversicherungsbeiträge.

Lösung für Beamte, Soldaten, Richter

Ist es nicht erstaunlich, dass es keine gleichwertige Regelung der ›kurzzeitigen Arbeitsverhinderung‹ gemäß § 2 PflegeZG für Beamte, Soldaten und Richter gibt, obwohl diese den Großteil ihrer Lebenszeit für den Staat arbeiten?

Wieso hat man nicht alle Berufsgruppen darunter gefasst?

Es ist mir ein Rätsel, dass es – wie beim Kindergeld auch – schon wieder eine Regelung gibt, die für diese Berufsgruppe extra festgelegt werden muss.

Bisher gibt es nur in Baden-Württemberg und Nordrhein-Westfalen eine völlig entsprechende beamtenrechtliche Umsetzung von § 2 PflegeZG.

Auch bei der außerhäuslichen Betreuung von minderjährigen pflegebedürftigen Angehörigen sowie der Sterbebegleitung von Angehörigen[4] werden Unterschiede gemacht. Obwohl es mit der SUrlV[5] eine bundeseinheitliche Regelung gibt, hat zusätzlich jedes

---

[4] § 21 SUrlV (Verordnung über den Sonderurlaub für Bundesbeamtinnen und Bundesbeamte sowie für Richterinnen und Richter des Bundes [Sonderurlaubsverordnung]), Sonderurlaub aus persönlichen Anlässen

[5] SUrlV = Verordnung über den Sonderurlaub für Bundesbeamtinnen und Bundesbeamte sowie für Richterinnen und Richter des Bundes

Bundesland eine andere gesetzliche Regelung, da Beamte Länder-
sache sind.

Angehörige der oben genannten Berufsgruppen können höchstens
einen **Antrag auf Sonderurlaub** stellen, der für **9 Tage**
gewährt werden kann. Einen Anspruch auf Besoldung gibt es dann
nicht. Auch hier wird seit dem 1. Januar 2015 daran gearbeitet,
das zu verändern. Der Bund hat den obersten Bundesbehörden mit
einem Rundschreiben vom März 2015 empfohlen, bei Anträgen
zumindest 9 Tage die Besoldung zu zahlen.[6]

Aus meiner Sicht ist es höchste Zeit, eine Anpassung für alle Berufsgruppen gleichermaßen vorzunehmen, damit es für alle eine
einheitliche, überschaubare Regelung gibt und keine Benachteili-
gungen.

Wenn du zu dieser Gruppe gehörst, schau bitte in die Regelung
deines Bundeslandes.

Pflegezeit

Arbeitnehmer können **bis zu 6 Monate** aus ihrem Job vollständig oder teilweise aussteigen, um einen pflegebedürftigen Angehörigen zu Hause zu pflegen.

Das nennt man ›**Pflegezeit**‹.

Ein bisschen verhält es sich damit wie mit der Elternzeit, nur mit
dem Unterschied, dass man hier nicht sein Baby betüddelt, sondern seine Eltern oder andere ›nahe‹ pflegebedürftige Angehörige

---

[6] https://bund-laender-nrw.verdi.de/beamte/++co++d1156d96-0da8-11e5-a4fa-525400a933ef

versorgt. Natürlich kann es die Pflegezeit auch für dein minderjähriges Kind geben, wenn es besonderer Pflege bedarf, die über das normale Maß hinausgeht.

Wenn du die Pflegezeit beendet hast, darfst du zurück in deinen Job, auch in Vollzeit. Das ist wichtig, denn hierauf hast du einen Anspruch.

Darf die ›Pflegezeit‹ jeder beantragen?

Nein.

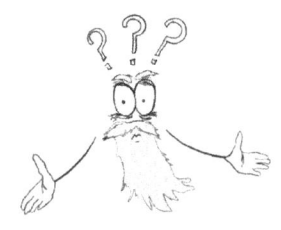

Tatsächlich haben nur Arbeitnehmer einen Anspruch auf die ›Pflegezeit‹, wenn der Betrieb noch mindestens 15 weitere Personen[7] beschäftigt, dazu zählen auch Azubis.

Wer in kleineren Betrieben arbeitet, kann die ›Pflegezeit‹ nur auf freiwilliger Basis mit dem Arbeitgeber vereinbaren.

Die ›Pflegezeit‹ musst du 10 Tage im Voraus ankündigen.

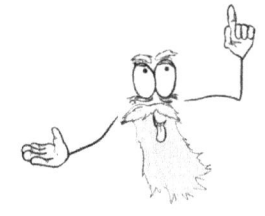

Viele nutzen hier auch gleich die **›kurzzeitige Arbeitsverhinderung‹** und können am selben Tag gleich noch die **›Pflegezeit‹** mit ankündigen.

---

[7] https://www.betanet.de/pflegezeit.html

Money, Money, Money

Was passiert mit deinem Gehalt, wenn du die ›Pflegezeit‹ wahrnimmst?

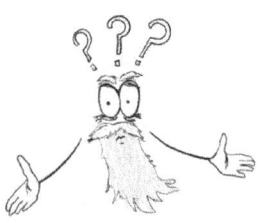

Zahlt dein Arbeitgeber fleißig weiter, auch wenn du 6 Monate abwesend bist?

Nein, das tut er nicht. Muss er auch nicht.

Während der Pflegezeit hast du als Arbeitnehmer keinen Anspruch auf Entgeltfortzahlung durch deinen Arbeitgeber.

Kannst du von Luft und Liebe leben?

Geht vielleicht, dürfte aber schwer werden, denn mit Luft und Liebe lassen sich keine Rechnungen oder Mietverträge bezahlen.

Wer kommt also für deine Lebenshaltungskosten auf?

Jetzt ganz einfach: die gesetzliche Pflegeversicherung des Angehörigen, und zwar seit 2015. Vorher war die ›Pflegezeit‹ tatsächlich unbezahlt.

Und ich frage mich, wie haben die Menschen das überlebt?

Pflegebedürftige Eltern gibt es doch nicht erst seit 2015. Und da wir in Deutschland selten mit mehreren Generationen unter einem Dach leben, war das sicherlich sehr schwer abzudecken.

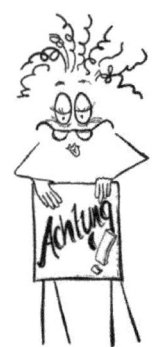

Während der Pflegezeit bleibst du **sozialversicherungspflichtig**. Die Beiträge werden aus dem reduzierten Gehalt (90 Prozent vom Nettolohn) berechnet. Die Zahlungen übernimmt hier die Pflegekasse.

Pflegefall und das gestuft?

Wenn du deine(n) Angehörige(n) pflegst, bist du automatisch gesetzlich unfallversichert. Die Beiträge bei der zuständigen Unfallkasse muss die Pflegekasse übernehmen.

Bist du **Minijobber**, musst du dich in der Zeit selbst absichern! Wenn du dich nicht über deinen Partner absichern kannst, musst du dich freiwillig versichern. Da das nicht ganz kostengünstig ist, kannst du Zuschüsse bei der Pflegeversicherung deines zu pflegenden Angehörigen beantragen.

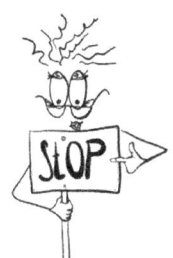

Familienpflegezeit

Manchmal kann es sein, dass man mehr als 6 Monate braucht, um jemanden zu pflegen, dann kannst du die **›Familienpflegezeit‹ mit bis zu 24 Monaten** beantragen. Dieser Jemand braucht dafür allerdings einen Pflegegrad.

Auch hier gibt es (leider) nur eine Lösung für Arbeitnehmer, die in größeren Betrieben mit mindestens 26 Beschäftigten arbeiten.

Ist dein Betrieb kleiner, hast du keinen Anspruch. Du kannst höchstens mit deinem Arbeitgeber verhandeln. Vielleicht lässt sich dein Chef auch auf einen Homeoffice-Arbeitsplatz ein, sofern du das real umsetzen kannst.

In diesem Fall kannst du zwar die ›Familienpflegezeit‹ beantragen, aber du musst trotzdem weiterhin mindestens 15 Stunden pro Woche zur Arbeit gehen – oder von zu Hause aus arbeiten.

Hast du bereits die ersten 6 Monate der ›Pflegezeit‹ in Anspruch genommen, darf die Gesamtdauer 24 Monate nicht überschreiten.

Es würden also nur noch 18 Monate an ›Familienpflegezeit‹ dazukommen.

Zinsloses Darlehen der BAFzA

2015 hat die Politik die Einführung der Familienpflegezeit mit der Möglichkeit eines zinslosen Darlehens beim Bundesamt für Familie und zivilgesellschaftliche Aufgaben (BAFzA)[8] gefeiert.

Feiern können unsere Volksvertreter dem Anschein nach sehr gut.

Aber was kommt danach?

Seit 2015 haben 70.000 Arbeitnehmer die Pflege- oder Familienpflegezeit in Anspruch genommen, doch nur 0,1 Prozent von ihnen haben von der Möglichkeit des Darlehens Gebrauch gemacht[9].

Wahrscheinlich aus gutem Grund.

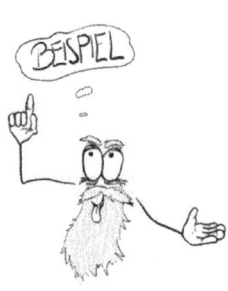

Susanne bekommt einen Anruf. Ihre Mutter ist mit einem Schlaganfall ins Krankenhaus eingeliefert worden. Nach Wochen des Krankenhausaufenthalts kommt die Mutter als Schwerstpflegefall nach Hause, ist somit überhaupt nicht in der Lage, sich selbst zu versorgen.

Susanne versucht, den Spagat zwischen Arbeit und Pflege hinzubekommen, bricht jedoch nach wenigen Wochen zusammen.

---

[8] https://www.bafza.de/programme-und-foerderungen/familienpflegezeit

[9] https://www.haufe.de/personal/arbeitsrecht/familien-pflegezeit-ergebnisse-und-wie-sie-genutzt-wird_76_383216.html

Pflegefall und das gestuft?

Ihr Chef macht ihr den Vorschlag, zunächst in die Pflegezeit mit anschließender Familienpflegezeit zu gehen.

Susanne nimmt den Vorschlag an.

Sie braucht ihr Erspartes auf, die Rente der Mutter reicht hinten und vorne nicht und auch das Einkommen ihres Mannes wird schnell von Zusatzkosten aufgefressen.

Susanne ist am Ende mit ihren Kräften, ihrem Geld und ihren Nerven.

Susanne überlegt, ein **zinsloses Darlehen** beim Bundesamt für Familie und zivilgesellschaftliche Aufgaben (BAFzA) zu beantragen. Es übernimmt die Hälfte des Lohns.

Ihr Mann wendet ein, dass sie das Darlehen zurückzahlen muss, sobald sie nach 2 Jahren aus der Familienpflegezeit raus ist.

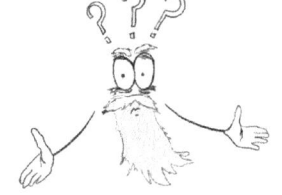

Ich habe den Vorteil in dieser Lösung noch nicht gefunden. Du etwa?

Susanne würde nach den 2 Jahren wieder in Vollzeit arbeiten und einen Teilzeitlohn bekommen, da sie das Darlehen abstottert.

Aber wer sagt denn, dass ihre Mutter innerhalb der 2 Jahre verstirbt? Was ist, wenn sie immer noch lebt und noch genauso stark pflegebedürftig ist?

Nur weil die 2 Jahre vorbei sind, hört das Herz der Mutter ja nicht automatisch auf zu schlagen.

Doch für die Sterbekapsel reicht deren Entscheidungsfähigkeit vielleicht nicht mehr aus.

Rentenansprüche

Da du während der ›Pflegezeit‹ oder ›Familienpflegezeit‹ nicht arbeitest, kann sich das negativ auf deine Rentenansprüche auswirken. Damit dir das nicht passiert, kannst du dich bei der zuständigen Pflegekasse erkundigen, welche Unterlagen du einreichen musst, um zusätzliche Rentenpunkte zu bekommen.

Hierfür gibt es allerdings **4 Voraussetzungen**, die du erfüllen musst:

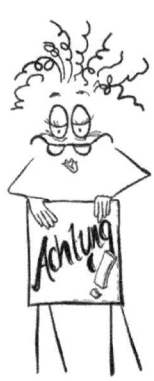

1. Die Person, die du pflegst, hat mindestens Pflegegrad 2 (zu den Pflegegraden kommen wir gleich noch.)

2. An mindestens 2 Wochentagen, also wenigstens 10 Wochenstunden, pflegst du die Pflegeperson.

3. Du darfst nicht mehr als 30 Stunden pro Woche arbeiten.

4. Die Pflegezeit dauert mindestens 2 Monate an.

Es kommt vor, dass auch sogenannte ›Vollzeitrentner‹ oder Menschen mit ›Erwerbsminderungsrente‹ jemanden pflegen, der den Pflegegrad 2 hat.

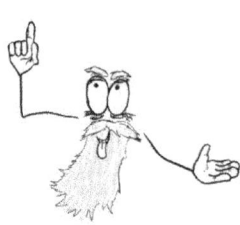

Wenn du also Rentner bist und zum Beispiel deinen Partner pflegen möchtest, kannst du dich seit dem 01.07.2017 zum **›99-Prozent-Teilzeitrentner‹** zurückstufen lassen und während der Pflege quasi auf ein Prozent deiner Rente verzichten.

Dafür bekommst du hinterher allerdings eine Rentenerhöhung, und das können auch mal bis zu 35 Euro pro Pflegejahr sein – und das eine Prozent bekommst du auch wieder. Lass dich von deiner Rentenversicherung beraten – und bitte nicht abwimmeln.

Rentenaltersgrenze

Die sogenannte ›Rentenaltersgrenze‹ liegt vor, wenn du **67 Jahre alt bist** und gilt **ab dem Geburtsjahrgang 1964.**

Ab 67 kannst du die Altersrente beantragen, sofern du die letzten 5 Jahren zuvor die ›Wartezeit‹ eingehalten, also Rentenversicherungsbeiträge gezahlt hast.

Hast du diese Rentenaltersgrenze im Pflegefall noch nicht erreicht, bist du automatisch pflichtversichert und die Pflegekasse deines Angehörigen zahlt die Rentenbeiträge.

Hierfür musst du auch keinen gesonderten Antrag stellen.

Damit die Pflegekasse allerdings die Höhe der Beiträge berechnen kann, musst du den ›Fragebogen zur Zahlung der Beiträge für nicht erwerbsmäßig tätige Pflegepersonen‹ ausfüllen.

Wird die Rentenzahlung von der Pflegekasse abgelehnt, lege Widerspruch ein. Wie du einen Widerspruch schreibst, findest du in diesem Buch im **Bonuskapitel.**

Hast du die Regelaltersgrenze erreicht, führt die Pflegekasse die Beiträge nicht automatisch ab. Du musst dich dann pflichtversichern lassen. Dafür verzichtest du auf ein Prozent deiner Rente und bekommst dann später die erhöhte Rente.

Pflegedoof®

Was brauchst du für die Bewilligung?

Für die Bewilligung der Familienpflegezeit brauchst du einen Nachweis der Pflegebedürftigkeit des Angehörigen. Gibt es bereits einen Pflegegrad, ist es umso besser.

Ist dies nicht der Fall, so solltest du die Beantragung des Pflegegrades umgehend nachholen und bei der Pflegekasse des Angehörigen den Pflegegrad beantragen.

Wie das geht, erkläre ich dir im nächsten Kapitel.

Wenn du der Pflegekasse nachweisen kannst, dass du deinem Arbeitgeber bereits angekündigt hast, die ›Pflegezeit‹ in Anspruch zu nehmen, schickst du diesen Nachweis an die Pflegekasse.

Dann muss der MDK[10] spätestens **2 Wochen nach Antragstellung** die Begutachtung durchführen und das Ergebnis unverzüglich mitteilen.

Unverzüglich bedeutet innerhalb von 2 Wochen.

Sterbebegleitung

Wenn klar ist, dass dein Angehöriger sterben wird, kannst du die Begleitung in der letzten Lebensphase beantragen, und zwar **bis zu 3 Monate**.

Hier kannst du ganz oder teilweise von der Arbeit fernbleiben.

Es kann auch vorkommen, dass die Person, die du begleiten möchtest, bereits in einem **Hospiz** versorgt wird.

---

[10] MDK = Medizinischer Dienst der Krankenversicherung, https://www.medizinischer-dienst.de

Pflegefall und das gestuft?

Das ist kein Hinderungsgrund.

Hier kannst du die ›Pflegezeit‹ genauso nutzen, weil es nicht auf die Pflege ankommt, sondern darauf, dass ihr noch einmal Zeit miteinander verbringen dürft.

In diesem Fall ist auch **kein Pflegegrad erforderlich**.

Was machst du als Arbeitgeber?

Alle **Krankenkassen** haben spezielle Informationsblätter, wo sie ganz genau erklären, wie du dich als Arbeitgeber verhalten musst, wenn dein Arbeitnehmer eine ›kurzzeitige Arbeitsverhinderung‹, ›Pflegezeit‹ oder ›Familienpflegezeit‹ beantragt.

In diesen Fällen liegt keine Kündigung vor, sondern lediglich eine Art **Auszeit deines Angestellten**.

Das bedeutet, du musst deinen Angestellten abmelden, und zwar einen Tag vor der Inanspruchnahme der ›Pflegezeit‹ oder ›Familienpflegezeit‹.

Beantragt dein Mitarbeiter zum Beispiel zum 15.02.2023 die ›Pflegezeit‹, meldet du ihn oder sie zum letzten Tag der Lohnzahlung, also zum 14.02.2023, ab.

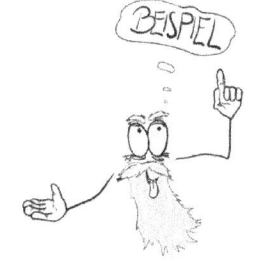

Verpasst du den Moment, hast du **6 Wochen** Zeit, das nachzuholen.

Belastung für pflegende Angehörige

Pflegende Angehörige geraten oft von jetzt auf gleich in eine Situation, in der sie nicht nur körperlich, sondern vor allem auch emotional gefordert sind.

Nach einer Befragung von 1.429 Personen durch das Projekt ›Zielgruppenspezifische Unterstützungsangebote für pflegende Angehörige‹[11] sind pflegende Angehörige nicht nur gefordert, sondern regelrecht überfordert.

Und obwohl das so ist, nehmen die meisten Angehörigen laut dieser Umfrage zu wenig an den Unterstützungsangeboten wie Beratung, Schulung und Entlastung teil.

Das Durchschnittsalter der befragten Pflegenden lag bei 54 Jahren.

Etwa 57 Prozent sind in Teil- oder Vollzeit erwerbstätig, rund ein Fünftel hat Kinder im eigenen Haushalt.

82 Prozent versorgten ihre Eltern.

81 Prozent der pflegenden Angehörigen sind Frauen.

Vielleicht ist es in vielen Familien ›selbstverständlich‹, dass die Frauen die Pflege übernehmen, denn ähnlich ist es auch bei der Versorgung von Babys und Kindern. Füttern, wickeln und versorgen übernehmen zu 52,4 Prozent die Frauen, die umgerechnet etwa 87 Minuten mehr Zeit pro Tag für unbezahlte (!) Sorgearbeit aufwenden. Der sogenannte ›Gender Care Gap‹ sorgt also schon

---

[11] https://www.dialogoffensive-pflege.de/wp-content/uploads/2019/06/Bohnet-Joschko_Bidenko_2019_Was-pflegende-Angehörige-wirklich-brauchen_Erste-Ergebnisse.pdf

bei der Versorgung von gesunden Kindern zu einem Ungleichgewicht.[12]

Ich stelle an dieser Stelle die von vielen aufgeworfene Frage in den Raum, warum etliche Frauen bis zu 20 Prozent weniger verdienen (das sind durchschnittlich 4,44 €/Stunde), niedrigere Rentenansprüche haben und nicht nur die Kinder versorgen, sondern auch noch pflegebedürftige Angehörige.

Dieser Aspekt zieht sich quer durch alle Bildungs-, Berufs- und Altersgruppen.

Ich wünsche mir, dass mehr Männer finanziell und/oder zeitlich mehr Verantwortung übernehmen.

Pflegesystem

In Deutschland haben wir das ›Pflegesystem‹ seit ein paar Jahrzehnten und es wird ständig aufgestockt.

Mit ›**Pflegegeld**‹ soll die Pflege von nahen Angehörigen anerkannt werden – die aber im Gegenzug auch auf einen Teil ihres Gehaltes verzichten müssen, weil sie weniger arbeiten können.

Mit dem Pflegezeitgesetz von 2008 gibt es **›Freistellungsoptionen‹** von der Arbeit.

Mit dem **Familienpflegezeitgesetz**, das 2015 novelliert wurde, sollen Erwerbstätige ihre Arbeitszeit bis zu 24 Monate auf bis zu 15 Arbeitsstunden pro Woche reduzieren können, um nahe Angehörige zu pflegen.

---

[12] https://www.bmfsfj.de/re-source/blob/160276/3186dde7aa7d20b08979e6a78700148a/kinder-haushalt-pflege-wer-kuemmert-sich-dossier-sorgearbeit-deutsch-data.pdf

Pflegende Angehörige können unter bestimmten Voraussetzungen Rentenpunkte durch Pflege ›verdienen‹.

Dann gibt es flächendeckende ambulante und stationäre Pflegeangebote, auf die man allerdings keinen Rechtsanspruch hat.

Gerade jedoch die teuren stationären Pflegeangebote sind nichts für jeden Geldbeutel.

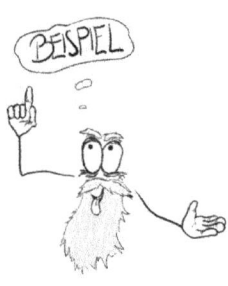

Eine alleinerziehende Frau, die vielleicht sogar noch niedrig qualifiziert ist und schon um ihre eigene Existenz kämpft, kann sich diese Art von Pflegeangebot wahrscheinlich nicht leisten. Sie pflegt dann ihren Angehörigen zu Hause und kann sich im Umkehrschluss auch nicht um ihre berufliche Weiterentwicklung kümmern.

Und was ist mit dem Fachkräftemangel?

Das Bundesministerium für Gesundheit hat die sogenannte ›Konzertierte Aktion Pflege‹ ins Leben gerufen, um gerade im Pflegebereich für bessere Arbeitsbedingungen und höhere Entlohnung den Weg zu ebnen.[13]

Die neue Impfpflicht gegen das Covid-19-Virus bei medizinischem Personal wirft allerdings neue Probleme auf und macht so eine ›Aktion Pflege‹ aus meiner Sicht quasi überflüssig, denn eine Impfpflicht stößt nicht bei allen Menschen auf Verständnis und kann, sofern sie aufrechterhalten wird, sicherlich zu großen Einschränkungen in der Pflege führen.

---

[13] https://www.bundesgesundheitsministerium.de/konzertierte-aktion-pflege.html

Zuletzt möchte ich noch die haushaltsnahen Dienstleistungen erwähnen, die unter bestimmten Voraussetzungen durch externes Personal gewährleistet werden können.

2017 wurden 2,59 Millionen Menschen zu Hause versorgt. Das sind etwa drei Viertel aller Pflegebedürftigen, davon wurden 1,76 Millionen durch Angehörige betreut.[14]

Und hier sind wir wieder bei dem Punkt: Der Großteil der Pflegenden sind Frauen (Ehefrauen, Töchter, Schwiegertöchter oder auch Enkeltöchter). Sie reduzieren ihre Wochenarbeitszeit, während der Partner häufig in Vollzeit erwerbstätig bleibt. Männer sind nur sehr selten bereit, Nachteile am Arbeitsplatz für die Pflege von Angehörigen in Kauf zu nehmen. Häufig sind aber monetäre Ursachen die Auslöser, weshalb die besser verdienenden Männer weiter arbeiten und die Frauen die Pflege übernehmen.

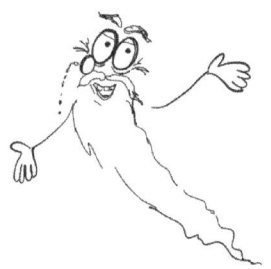

Und jetzt kommt etwas Überraschendes: Inzwischen übernehmen fast ein Drittel der Männer die Pflege ihrer Ehefrauen, und zwar ab einem Alter von 80 Jahren.

Erstaunlich, oder?

---

[14] https://www.bmfsfj.de/re-source/blob/160276/3186dde7aa7d20b08979e6a78700148a/kinder-haushalt-pflege-wer-kuemmert-sich-dossier-sorgearbeit-deutsch-data.pdf

Mental Load

Mental Load – dieser Anglizismus ist ein Fachbegriff und steht für die **>psychische Überforderung<**.

Von dem ganzen logistischen Aufwand mal abgesehen, leiden die Pflegenden auch ganz oft unter einer emotionalen Überforderung, vor allem, wenn das Gefühl entsteht, dass sie den Anforderungen und Tätigkeiten nicht gerecht werden.

Die dauerhafte mentale Beanspruchung im Alltag, auch ›Mental Load‹ genannt, bei der die Pflegenden zusätzlich zu ihrem Alltag noch alle organisatorischen Dinge übernehmen müssen, ist auch nicht zu unterschätzen.

Zu den organisatorischen Dingen gehört unter anderem die Beantwortung der folgenden Fragen:

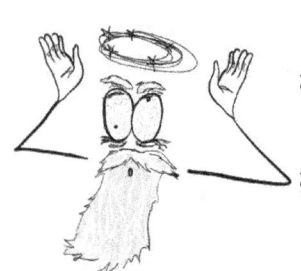

? Was brauche ich, um Pflegegeld zu beantragen?

? Wie kommt der Pflegebedürftige zum Zahnarzt?

? Wie kann ich einkaufen gehen, wenn ich permanent zu Hause aufpassen muss?

? Und viele mehr.

1. Problem: Entlastungsangebote unbekannt

Pflegende Angehörige nehmen vielfältige Aufgaben der Grundpflege wahr: Unterstützung bei Körperpflege, Ernährung und vor allem der Mobilität. Es werden aber auch Einkäufe oder die Post erledigt sowie gemeinsame Spaziergänge unternommen.

Insgesamt schätzt man den physischen und psychischen Gesundheitszustand der Pflegenden sehr negativ ein[15], oft steht auch die sogenannte ›Gender Care Gap‹, also die Ungleichverteilung innerhalb der Rollen in der Familie, im Weg, denn es bleibt viel Arbeit am pflegenden Angehörigen hängen.

Doch warum nehmen so wenig die Unterstützungsangebote an?

35 bis 65 Prozent wünschen sich mehr Entlastung durch besseren Informationsfluss und Beratung.

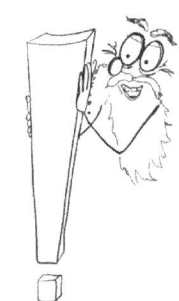

Das Angebot ist da, und zwar nicht nur für die Pflegebedürftigen, sondern auch für die Pflegenden – doch die wenigsten wissen davon!

Bei vielen sind die Unterstützungsangebote nicht bekannt, der Pflegedschungel ist unübersichtlich und verschiedene Anlaufstellen sind für ein anderes Thema zuständig. Eine zuständige Behörde zur Klärung aller Fragen und Anträge gibt es nicht.

Warum schafft es ein so fortschrittlicher Staat wie der unsere nicht, das ›Pflegesystem‹ zu vereinfachen und eine einzige Anlaufstelle zu schaffen? Oder öffentlich so zu kommunizieren, dass **alle wissen**, dass und was es für Unterstützungsangebote gibt?

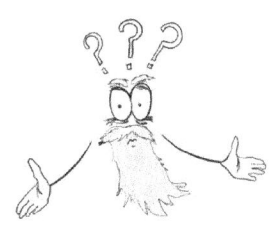

[15] https://www.bmfsfj.de/resource/blob/160276/3186dde7aa7d20b08979e6a78700148a/kinder-haushalt-pflege-wer-kuemmert-sich-dossier-sorgearbeit-deutsch-data.pdf

Wird das ›Pflegesystem‹ absichtlich so unübersichtlich gestaltet und erstickt unter einem Bürokratieberg?

Mit einem übersichtlichen ›Pflegesystem‹ könnte man eine frühzeitige Entlastung und Unterstützung der Pflegenden gewährleisten, damit diese ihre Gesundheit ihrerseits nicht vernachlässigen oder riskieren.

Pflegende stellen ihre eigenen Bedürfnisse nachweislich zurück, weil sie den Zustand des Pflegebedürftigen in Relation zu den eigenen Bedürfnissen setzen und diesen als ›viel schlimmer‹ bewerten.

Sie wissen auch oft, dass sie ihre eigene Gesundheit gefährden, wissen aber nicht, dass es Entlastungsangebote gibt, geschweige denn, wo sie zu finden sind.

Sie ignorieren ihre eigene Erschöpfung und eigene Zipperlein und nicht selten erkranken die Pflegenden daraufhin selbst, zum Teil sogar schwer.

2. Problem: Verweigerung der Entlastungsangebote

Dann haben wir auch noch ein zweites Problem: Viele alte Pflegebedürftige verweigern die Pflegeangebote, die den Pflegenden entlasten würden. Das fängt schon bei einem einfachen Haushalts- oder Einkaufsservice, den mobile Pflegekräfte anbieten, und der auch von der Pflegekasse bezahlt wird, an. Oft kommt es seitens der Pflegebedürftigen zu Vorwürfen gegenüber den Angehörigen, die unter Druck geraten. Es kann durchaus länger dauern, bis man die Pflegebedürftigen überzeugt hat, zumindest mal Unterstützung beim Einkaufen anzunehmen.

Pflegefall und das gestuft?

Diese Verweigerung gibt es leider zuhauf und man findet sie meist bei den Alten, weniger bei den Jüngeren oder Kindern.

Und die Pflegenden, die ja zu 82 Prozent nahe Angehörige sind, stecken in so einem emotionalen Dilemma, dass sie einknicken und dem (egoistischen) Willen der Pflegebedürftigen stattgeben.

Machen wir uns nichts vor, wenn du deine eigene Haut nicht rettest, bist du auch nicht mehr in der Lage, deine Angehörigen zu pflegen.

Wenn du ein **Kümmerer** bist, solltest und darfst du dich auch um dich kümmern, sonst verkümmerst du und bleibst auf der Pflegestrecke liegen.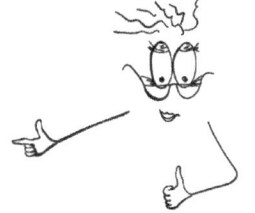

Was macht man also in einer solchen Situation?

Sich über den Willen des ›eigentlich‹ mündigen Menschen hinwegsetzen?

Ich kenne eine nahestehende Familie, bei der der Ehemann **Parkinson**[16] hatte, eine Krankheit, bei der ein kleiner Teil des Gehirns (die Substantia nigra) verfällt, wodurch die Gehirnzellen absterben und das Gehirn nicht mehr mit ausreichend Dopamin versorgt wird.

Dopamin braucht der menschliche Körper, um emotionale, geistige und motorische Reaktionen zu steuern.

---

[16] ICD-10 G20, Internationale statistische Klassifikation der Krankheiten und verwandter Gesundheitsprobleme, ICD-11 (Entwurf): https://www.bfarm.de/DE/Kodiersysteme/Klassifikationen/ICD/ICD-11/uebersetzung/_node.html;jsessionid=7880C18990D8155EDD2257AD5541A3B8.intranet242

In der Folge kann sich der Betroffene irgendwann nicht mehr bewegen, die Muskeln werden steif und vor allem die Hände fangen an zu zittern.

Der Verfall schreitet unterschiedlich schnell voran. Fakt ist jedoch, dass die Betroffenen auch mit dieser Krankheit sehr lange leben können, denn die Krankheit selbst ist nicht tödlich.

Der Parkinson-Erkrankte, den ich kannte, hat über 10 Jahre nach Ausbruch der Krankheit noch gelebt.

Was sie auslöst, weiß tatsächlich bisher noch niemand.

Ärzte tappen im Dunkeln, doch eine Früherkennung ist auch sehr wichtig.

Symptome können sein:

- ✓ eine verminderte Geruchswahrnehmung
- ✓ Traumschlafstörungen
- ✓ Veränderungen beim Wasserlassen
- ✓ Verstopfungen
- ✓ Depressionen

Die Ehefrau des Betroffenen war sage und schreibe 24 Stunden und 7 Tage in der Woche mit der Pflege ihres Mannes beschäftigt, und zwar ohne Pause.

Selbst nachts musste sie raus, weil er nicht mehr zur Toilette gehen konnte. Das heißt, sie hatte nicht einmal mehr ausreichend Schlaf und Ruhepausen für sich selbst, um wenigstens etwas zu regenerieren, geschweige denn, um auf ihre eigene Gesundheit zu achten.

Die Tagespflege hatte ihr Mann verweigert.

Und genau hier taucht das zweite Problem auf, nämlich der Umstand, dass die Pflegebedürftigen nicht erkennen (oder es krankheitsbedingt nicht mehr erkennen können), dass sie ihre nahen Angehörigen komplett überfordern und selbst in einen Pflegegrad treiben.

Eine Situation wie diese kann bei Betroffenen durchaus zu Überforderung und auch für eine Menge Frust sorgen.

Frust, weil sich der Pflegende von der zu pflegenden Person allein gelassen fühlt, und möglicherweise auch, weil man es aus emotionalen Gründen nicht selbst schafft, Partner oder (Groß-)Eltern gegen ihren Willen in die Tagespflege oder auch in ein Pflegeheim zu geben.

Lösung bei Verweigerern

Wie Martin Wehrle in seinem Buch ›Den Netten beißen die Hunde‹ sehr eindrucksvoll beschrieben hat, hat der Mensch die existenzielle Angst vor Ablehnung in sich sitzen, denn das ›Dazugehören zur Gruppe‹ ist ein Grundbedürfnis, sichert(e) es doch das Überleben in längst vergangenen Epochen. Das ›Übel‹ der ›Nettigkeit‹ hat zwei Wurzeln:

1. Evolution

Bereits in der Frühzeit war der Mensch darauf gepolt, ›nett‹ zu den anderen zu sein, um nicht allein in der Savanne zu stehen und von wilden Tieren gefressen zu werden.

2. Kindheit

Als Kind sind wir abhängig von unseren Eltern und anderen Bezugspersonen, und egal wie liebe- oder gewaltvoll, wie gut oder schlecht das Elternhaus ist, ein Kind versucht, sich anzupassen und die Eltern nicht vor den Kopf zu stoßen, um zu **überleben**. Mit jedem **NEIN** brechen Eltern den eigentlichen Willen ihrer Kinder. In einem Selbstversuch hatte der Journalist Marc Baumann herausgefunden, dass Eltern Kinder gut und gerne 30-mal pro Tag mit dem Verbot überschütten.

Ich rede hier nicht von sinnvollen Verboten, die dem Kind sagen: ›Bitte laufe nicht über die stark befahrene Straße, ohne zu gucken.‹ Ich rede von Verboten, die ohne Hinterfragen übernommen werden und die wir als Eltern durchaus mal hinterfragen sollten, weil sie möglicherweise unsinnig sind.

Durch diesen emotionalen Druck, den Eltern ihren Kindern schon früh auferlegen, können sich Phänomene wie das **›Helfersyndrom‹**, ein Begriff von dem Psychologen Wolfgang Schmidbauer, entwickeln. Das **›Helfen um jeden Preis‹** veranlasst viele Menschen dazu, ihre Nettigkeit so weit zu treiben, dass sie sich selbst aufgeben und letztendlich im Burn-out landen.

Nun verlieren pflegebedürftige Menschen mit jedem Fortschreiten ihrer Krankheit ein Stückchen Selbstständigkeit, was bei den meisten Betroffenen zu Wut, Aggressivität, Ablehnung und zu einem gewissen Grad von Sturheit führen kann.

Viele Angehörige verzweifeln regelrecht, weil es oft schwerer ist, den geliebten Menschen zu überzeugen, dass er oder sie Hilfe benötigt, als die Pflege an sich durchzuführen.

Oft kommt hinzu, dass es um die eigenen Eltern geht, also die Menschen, die einen aufgezogen haben, sich kümmerten und bis ins hohe Alter für einen da waren.

Was kann man tun, um die pflegebedürftigen Personen nun doch zu überzeugen, dass Hilfe erforderlich ist?

Pflegefall und das gestuft?

Tipp 1

Nehmen wir an, deine Mutter hat Probleme, allein einkaufen zu gehen. Ihr brüsk vor den Kopf zu knallen, dass sie Hilfe braucht, ist eher kontraproduktiv.

Schlage ihr zum Beispiel stattdessen vor, dass ihr gemeinsam einkaufen geht. Sie wird sicherlich schnell feststellen, dass sie dadurch ihre Selbstständigkeit ein Stück weit behält und trotzdem Hilfe hat. Nach der Umgewöhnung kannst du ihr erklären, dass du aus zeitlichen Gründen nicht immer einspringen kannst, aber du einen sehr netten >externen Dienst< gefunden hast, der mit ihr einkaufen geht. Diesen externen Dienst kann sie gemeinsam mit dir kennenlernen.

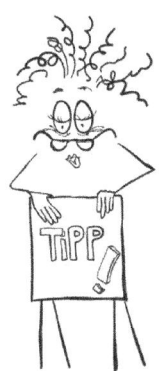

Tipp 2

Nehmen wir an, dein Vater ist dement. Er vergisst nicht nur, das Licht, sondern mittlerweile auch den Herd nach dem Kochen auszuschalten. Ein Induktionsherd wäre auch nur bedingt die Lösung, denn der schaltet sich erst ab, wenn kein Topf mehr auf dem Herd steht. Steht da allerdings stundenlang ein Topf, der vor sich hin brennt, nützt auch die Induktion nichts. Die Einkaufshilfe hast du bereits organisiert, nun benötigst du jemanden, der bei der Körperpflege und der Ernährung hilft.

Überhäufe deinen Vater nicht mit allen **Veränderungen**, sondern führe sie Step by Step, also langsam ein. An Demenz Erkrankte vertragen nicht zu viele Informationen auf einmal.

Hier ist es ratsam, mit Hilfsangeboten anzufangen, die der betroffenen Person Spaß machen wie zum Beispiel der gemeinsame Spaziergang, ein Spielnachmittag oder das Kochen des Lieblingsessens.

Tipp 3

Die starken Eltern, der Fels in deiner Brandung, sind plötzlich auf Hilfe angewiesen. Das ist ein Schock – für beide Seiten. Ein Rollentausch, den man erst einmal emotional verkraften muss. Reagiere frühzeitig und biete deinen Eltern oder dem verbliebenen Elternteil Hilfsmittel an, damit er oder sie sich langsam an neue Begebenheiten gewöhnen können. Nicht jeder Elternteil möchte von seinem Kind gewaschen werden. Das ist eine enorme Hemmschwelle, weil es den Schambereich der pflegebedürftigen Person betrifft. Biete an, dass du da bist, wenn sie sich duschen oder baden und du helfen kannst, aber nicht direkt im Badezimmer dabei bist. Oder biete deine >Waschhilfe< in Bereichen an, die weniger intim sind wie zum Beispiel den Rücken. Manchmal ist allen Beteiligten schneller geholfen, wenn man die Körperpflege durch einen externen Dienst anbietet.

Tipp 4

Du bist vielleicht ehrgeizig und denkst dir, du schaffst das alles allein. Doch auch der stärkste Mensch hat seine Grenzen und benötigt Ruhephasen. Es ist weder eine Schande, noch wirft es ein schlechtes Licht auf dich, wenn du dir externe Hilfe suchst und sie auch annimmst. Ja, deine Eltern haben sich (in der Regel gut) um dich gekümmert, aber es ist kein Zeichen von Undank, wenn du dir Hilfe holst. Vergleiche es in etwa mit dem Kindergarten und der Schule. Deine Eltern haben das Beste für dich gewollt und dich dort betreuen lassen. Nun holst du dir externe Hilfe, den ›Altengarten‹ für die Freude im Alltag deiner Eltern.

Gerade die **Pflegedienste** sind darauf spezialisiert, Pflegebedürftige und ihre Angehörigen zu beraten. Diese Leistung wird sogar von der Krankenkasse bezahlt, es gibt die Beratung mittlerweile nicht mehr nur noch bei dir zu Hause oder telefonisch, sondern auch online. Die Digitalisierung auch in diesem Bereich lässt langsam grüßen.

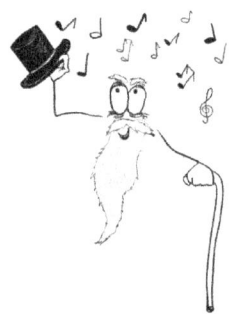

Pflegedoof®

Pflegegrade sind keine Temperaturen

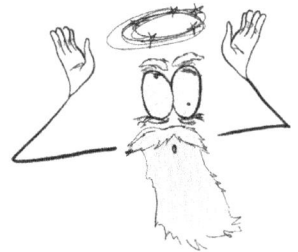

Was sind denn eigentlich diese ›**Pflege-grade**‹, die **früher** ›**Pflegestu-fen**‹ genannt wurden?

Wer stuft den Pflegegrad **wann wie** ein?

Wenn du dich nie damit beschäftigen musstest, stehst du erst einmal vor einem riesigen Fragezeichen.

Und wenn du nicht aufpasst, kann es auch vorkommen, dass du falsch eingestuft oder gar zurückgestuft wirst.

Da es, wie so oft, um das liebe Geld geht, werden Leistungen, die die Pflegekasse bezahlen darf, nach ›Pflegegrad‹ eingestuft.

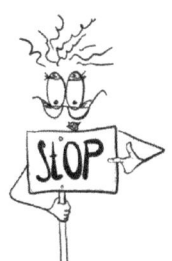

Je höher der Pflegegrad, desto mehr Geld- oder Sachleistungen übernimmt die Pflegekasse.

Aber wie wird so ein Pflegegrad festgelegt?

Was gibt es für Kriterien?

Die Ermittlung ist tatsächlich ein hochkomplexes Verfahren, denn jeder Mensch ist individuell und so können auch die Kriterien sehr individuell ausgeprägt sein.

In diesem Zusammenhang habe ich ein wenig in Ralf Hermanns Trickkiste gestöbert, der seit vielen Jahren einen Pflegedienst hat und auch Beratungen macht. Doch vorher will ich noch die 6 Kriterien aufzeigen, die die Krankenkassen festgelegt haben:[17]

1. Mobilität

Hier wird zum Beispiel geprüft, wie mobil die pflegebedürftige Person ist.

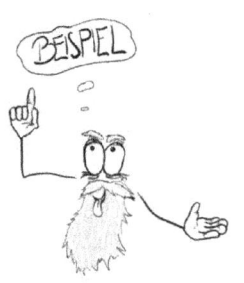

Kann die Person zum Beispiel ...

1. ... allein die Position im Bett wechseln?
2. ... sicher sitzen?
3. ... Treppen steigen?
4. ... sich in der Wohnung frei fortbewegen?

2. Kognitive und kommunikative Fähigkeiten

Zu den ›kognitiven‹ Fähigkeiten zählen zum Beispiel Erinnerungsvermögen, Aufmerksamkeit, Lernen, Kreativität, Planen, Orientierung, Vorstellungskraft und der Wille.

Was ist, wenn es ›kognitive Störungen‹ gibt und wie wirkt sich das aus?

Das können zum Beispiel zunehmende Vergesslichkeit sein, Konzentrationsprobleme, Sprachstörungen, Orientierungsprobleme oder auch Gedächtnisverlust. Es kann ganz harmlos mit einem vergessenen Wort anfangen und sich zunehmend steigern, bis sich die Person letztendlich nicht einmal mehr daran erinnern kann, zu

---

[17] https://www.bundesgesundheitsministerium.de/pflegegrade.html

essen oder zur Toilette zu gehen. Bei diesem Kriterium wird geprüft, ob bzw. wie die pflegebedürftige Person sich zeitlich und räumlich zurechtfindet, ob sie selbstständig Gespräche führen und sich im Alltag orientieren kann.

3. Verhaltensweisen und psychische Problemlagen

Typische Kriterien sind hier Vorkommnisse, bei der sich die pflegebedürftige Person zum Beispiel nachts ängstigt, unruhig oder depressiv ist oder sich auch gegen pflegerische Maßnahmen wehrt.

4. Selbstversorgung

Hier schaut der Medizinische Dienst, ob sich die Person noch allein waschen und ankleiden, die Toilette aufsuchen sowie essen und trinken kann.

5. Selbstständiger Umgang mit krankheits- oder therapiebedingten Anforderungen

Es wird überprüft, ob die pflegebedürftige Person selbstständig Medikamente einnehmen, den Blutzuckerspiegel messen, vom Arzt angeordnete Maßnahmen selbstständig ausführen oder auch Arztbesuche wahrnehmen kann.

6. Gestaltung des Alltagslebens und sozialer Kontakt

Es wird unter die Lupe genommen, ob die pflegebedürftige Person in der Lage ist, den Tagesablauf selbst zu gestalten, sich zu beschäftigen oder mit anderen Menschen in Kontakt zu treten.

Pflegedoof®

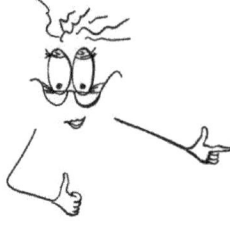

Für diese 6 Kriterien verteilen die Gutachter vom MDK Punkte. Je weniger selbstständig eine Person ist, desto höher sind Punktzahl und Pflegegrad.

Diese Pflegegrade[18] gibt es

Pflegegrad	Punkte	Pflegebedarf
1	12,5 bis unter 27	Geringe Beeinträchtigung
2	27 bis unter 47,5	Erhebliche Beeinträchtigung
3	47,5 bis unter 70	Schwere Beeinträchtigung
4	70 bis unter 90	Schwerste Beeinträchtigung
5	90 bis 100	Schwerste Beeinträchtigung mit besonderen Anforderungen an die Versorgung

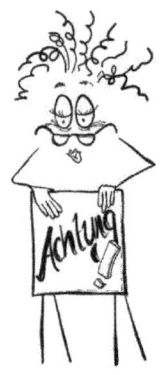

Menschen, die beide Arme und beide Beine nicht mehr benutzen können, bekommen eine **Sonderregelung**. Sie erhalten grundsätzlich den höchsten Pflegegrad, auch wenn das Gesamtergebnis unter 90 Punkten liegt.

---

[18] https://www.verbraucherzentrale.de/wissen/gesundheit-pflege/pflegeantrag-und-leistungen/was-pflegegrade-bedeuten-und-wie-die-einstufung-funktioniert-13318

Selbsteinschätzungsbogen vom VdK

Es gibt einen >Selbsteinschätzungsbogen< vom Sozialverband VdK Deutschland[19], mit dem man durch das Beantworten von Fragen den Pflegegrad einschätzen kann.

Die Fragen des Fragebogens sind sehr gut aufgeschlüsselt und mit Beispielen untermauert.

Der Selbsteinschätzungsbogen ist also relativ einfach auszufüllen.

Nicht so einfach einzuschätzen ist jedoch oft der Unterschied zwischen **überwiegend selbstständig** und **überwiegend unselbstständig**.

Der MDK schaut ganz genau, ob der Patient tatsächlich die Einschränkungen aufweist, die man auf dem Selbsteinschätzungsbogen angegeben hat.

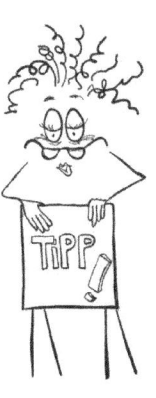

Kommt es nun also zum Termin des MDK, nimm diesen Termin **niemals allein** wahr. Hole dir jemanden vom Pflegedienst oder einen externen Berater ins Boot, der bei dem Besuch mit dabei ist, frei nach dem Motto >**Zeugen sind immer gut**<. Die Pflegedienste und Berater haben durch ihre Erfahrungen einen ganz anderen Blick. Am besten ist es, du füllst den Selbsteinschätzungsbogen **vor** dem Begutachtungstermin mit dem Pflegedienst oder Berater **gemeinsam** aus.

Kann sich der Patient zum Beispiel nicht mehr selbst bücken oder den Arm drehen, dann ist er >überwiegend unselbstständig<.

---

[19] https://www.vdk.de/ov-strassenhaus/ID261192

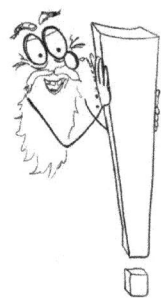

Wenn du im Selbsteinschätzungsbogen angibst, dass der Pflegebedürftige nicht mehr selbst aufstehen kann und beim Besuch des MDK als Erster aufspringt, um den Kaffee zu holen, wird das kritisch.

Pflegebedürftiges Kind

Für Kinder **unter 12 Jahren** gibt es bei der Einstufung andere Maßstäbe als bei Erwachsenen. Hier vergleicht man die Einschränkungen mit der altersentsprechenden Entwicklung gesunder Kinder. Kleinkinder **bis 18 Monate** werden pauschal einen Pflegegrad höher eingestuft.

Leistungen[20]

Am 1. Januar 2017 wurden mit der Pflegereform die Pflegestufen durch die Pflegegrade ersetzt. Ziel war es, die Pflegestationen besser abzubilden und passendere Leistungen zu ermöglichen (vgl. § 140 SGB XI). Nun werden nicht nur körperliche, sondern auch geistige Defizite berücksichtigt. Die frühere Pflegestufe 2 ist der heutige Pflegegrad 3.

Pflegegeld

Das Pflegegeld wird von der Pflegekasse auf das Konto des Pflegebedürftigen überwiesen und die Person kann frei darüber verfügen.

---

[20] Stand März 2022

Pflegegrade sind keine Temperaturen

Doch es wäre unangemessen, das Geld oder zumindest einen Teil davon nicht auch an die pflegenden Angehörigen weiterzureichen. Durch die Pflege können diese ggf. entweder weniger arbeiten gehen und somit weniger Geld verdienen, haben jedoch gleichzeitig erhöhte Ausgaben, um die Wege für die Pflegetätigkeit zu erledigen. Betrifft es dich also selbst, sei so wertschätzend und reiche die Finanzspritze oder einen Teil davon weiter.

Pflegesachleistung

Das klingt erst einmal nach Gegenständen, die bezahlt werden, doch so ist es nicht. Bei Pflegesachleistungen handelt es sich um Leistungen eines professionellen Pflegedienstes, der im Hause des Pflegebedürftigen Leistungen erbringt. Das können zum Beispiel auch einfache Hilfen im Haushalt sein.

Achtung: Haushaltshilfe

Ist der Zustand der Pflegebedürftigkeit neu und der Patient zum Beispiel frisch aus der Klinik entlassen, kann der Angehörige danach innerhalb der ersten 6 Wochen bei der Krankenkasse einen Antrag auf ›Haushaltshilfe‹ stellen. Das hat dann nichts mit der Pflegesachleistung zu tun, die man ab Pflegegrad 2 bekommen kann. Diese Art der Haushaltshilfe wird nicht nur verletzten Menschen, sondern auch Schwangeren oder frisch Entbundenen gewährt. Ebenfalls kann eine Haushaltshilfe nach einer Chemotherapie oder auch bei einer Behinderung und/oder Pflegebedürftigkeit eines Kindes beantragt werden. Bitte erkundige dich bei deiner Krankenkasse, was sie für Leistungen zahlt.

Es gibt auch Fälle, da zahlt die Krankenkasse bereits ab einem minderjährigen Kind im Haushalt, wenn der Elternteil zum Beispiel an schwerer Migräne leidet und ihm dadurch bestimmte Arbeiten im Haushalt oder in der Kinderbetreuung nicht möglich sind.

Wenn dein Partner die Pflege übernehmen kann, zahlt die Krankenkasse den Verdienstausfall, weil dieser vielleicht sogar unbezahlten Urlaub nehmen muss.[21]

Kombinationsleistungen

Mittlerweile kann man Pflegeleistungen kombinieren. Mit den Kombinationsleistungen kann man also Pflegesachleistungen und Pflegegeld kombinieren. Wenn man den ambulanten Pflegedienst nur teilweise mit einbinden will, kann man sich ein anteiliges Pflegegeld auszahlen lassen.

Pflege-/Wohnberatung

In jeder Pflegestufe gibt es die von der Krankenkasse bezahlte Pflege- und Wohnberatung. Die Kosten für die Pflegeberatung übernehmen die Pflegekassen, § 7a SGB XI[22].

Da die Berater in der Regel selbst mit der Pflegekasse abrechnen, muss der Versicherte dafür nicht in Vorkasse treten. Auch die Kosten für die Pflegekurse werden von den Pflegekassen übernommen, § 45 SGB XI, die Pflegegelder der jeweiligen Pflegegrade sind in § 37 SGB XI geregelt.

Der Stundenlohn eines Beraters liegt zwischen 30 und 80 Euro.

---

[21] https://www.krankenkassen.de/gesetzliche-krankenkassen/leistungen-gesetzliche-krankenkassen/gesetzliche-krankenkassen-besondere-leistungen/haushaltshilfe/
[22] Sozialgesetzbuch (SGB) – Elftes Buch (XI)

Pflegegrade sind keine Temperaturen

Ist der Versicherte privat versichert, sieht die Sache etwas anders aus. In dem Fall muss der Versicherte in Vorkasse gehen und die Beratung anschließend mit seiner Kasse abrechnen, denn die Berater warten nicht mehrere Wochen auf ihr Geld.

Für die Wohnberatung gibt es mittlerweile **mehrere Anlaufstellen**.

Dazu gehören unter anderem:

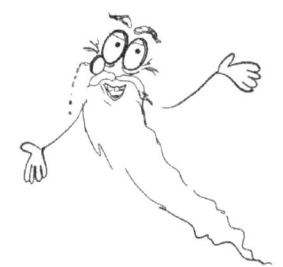

- ✓ Wohnberatungsstelle (Wohnungsamt)
- ✓ Krankenkassen/Pflegestützpunkte
- ✓ Pflegedienste/Sozialstationen
- ✓ Wohlfahrtsverbände
- ✓ Handwerkskammern

Pflegehilfsmittel

Hier geht es um Dinge, die die Selbstständigkeit des Pflegebedürftigen steigern sollen. Dabei wird unterschieden zwischen …

>zum Verbrauch bestimmten Pflegehilfsmitteln<,

zum Beispiel

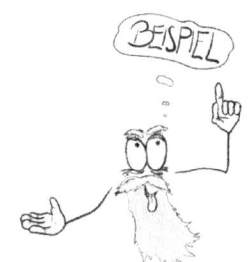

- ✓ Desinfektionsmittel,
- ✓ Bettschutzeinlagen,
- ✓ Einmalhandschuhe,
- ✓ Schutzmasken

und **>nicht zum Verbrauch bestimmten Pflegehilfsmitteln<,**

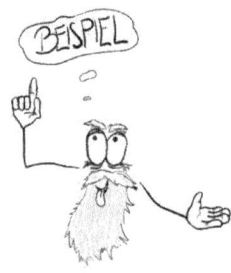

wie zum Beispiel

- ✓ Pflegebett,
- ✓ Rollstuhl,
- ✓ Notrufsystem,
- ✓ Fitnessgerät.

Entlastungsbetrag

Ab Pflegegrad 2 gibt es den ›Entlastungsbetrag‹ in Höhe von **125 Euro pro Monat** für Entlastungsleistungen. Dieser darf nur für bestimmte Dinge genutzt werden,

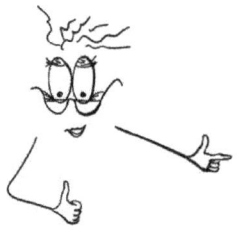

wie zum Beispiel

- ✓ Betreuungsmaßnahmen,
- ✓ Tagesgruppen,
- ✓ haushaltsnahe Dienstleistungen,
- ✓ Kurzzeitpflege,
- ✓ Leistungen zur Nachthilfe.

Grundpflege

Die ›Grundpflege‹ soll die grundlegenden Bedürfnisse des Pflegebedürftigen gewährleisten, und zwar in den Bereichen

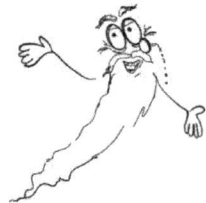

- ✓ Ernährung,
- ✓ Körperpflege,
- ✓ Mobilität.

Pflegegrade sind keine Temperaturen

Pflegegrad 1

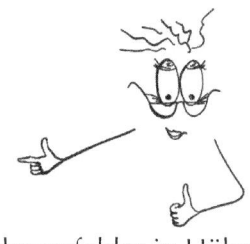

- ✓ Pflege-/Wohnberatung
- ✓ Pflegehilfsmittel
- ✓ Entlastungsbetrag (125 Euro)
- ✓ Maßnahmen zur Verbesserung des Wohnumfeldes in Höhe von bis zu 4.000 Euro
- ✓ Pflegekurs
- ✓ Vereinbarkeit von Pflege und Beruf
- ✓ Leistungen zur Entlastung pflegender Angehöriger

Pflegegrad 2

- ✓ Pflegegeld (316 Euro)
- ✓ Pflegesachleistung (zum Beispiel ambulanter Pflegedienst / 724 Euro)
- ✓ Kombinationsleistungen
- ✓ Tages- oder Nachtpflege (689 Euro)
- ✓ Verhinderungspflege (1.612 Euro)
- ✓ Kurzzeitpflege (1.774 Euro)
- ✓ Individueller Betreuungsmix
- ✓ Maßnahmen zur Verbesserung des Wohnumfeldes in Höhe von bis zu 4.000 Euro
- ✓ Pflegekurs
- ✓ Pflege-/Wohnberatung
- ✓ Ambulante Betreuungsdienste
- ✓ Umwandlungsanspruch
- ✓ Entlastungsbetrag
- ✓ Pflegehilfsmittel
- ✓ Leistungen zur Entlastung pflegender Angehöriger
- ✓ Vereinbarkeit von Pflege und Beruf

Pflegegrad 3

- ✓ Pflegegeld (545 Euro)
- ✓ Pflegesachleistung (zum Beispiel ambulanter Pflegedienst / 1.363 Euro)
- ✓ Kombinationsleistungen
- ✓ Tages- oder Nachtpflege (1.298 Euro)
- ✓ Verhinderungspflege (1.612 Euro)
- ✓ Kurzzeitpflege (1.774 Euro)
- ✓ Individueller Betreuungsmix
- ✓ Maßnahmen zur Verbesserung des Wohnumfeldes in Höhe von bis zu 4.000 Euro
- ✓ Pflegekurs
- ✓ Pflege-/Wohnberatung
- ✓ Ambulante Betreuungsdienste
- ✓ Umwandlungsanspruch
- ✓ Entlastungsbetrag (125 Euro)
- ✓ Pflegehilfsmittel
- ✓ Leistungen zur Entlastung pflegender Angehöriger
- ✓ Vereinbarkeit von Pflege und Beruf

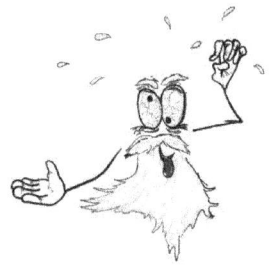

Pflegegrad 4

- ✓ Pflegegeld (728 Euro)
- ✓ Pflegesachleistung (zum Beispiel ambulanter Pflegedienst / 1.693 Euro)
- ✓ Kombinationsleistungen
- ✓ Tages- oder Nachtpflege (1.612 Euro)
- ✓ Verhinderungspflege (1.612 Euro)
- ✓ Kurzzeitpflege (1.774 Euro)
- ✓ Individueller Betreuungsmix

- ✓ Maßnahmen zur Verbesserung des Wohnumfeldes in Höhe von bis zu 4.000 Euro Pflegekurs
- ✓ Pflege-/Wohnberatung
- ✓ Ambulante Betreuungsdienste
- ✓ Umwandlungsanspruch
- ✓ Entlastungsbetrag (125 Euro)
- ✓ Pflegehilfsmittel
- ✓ Leistungen zur Entlastung pflegender Angehöriger
- ✓ Vereinbarkeit von Pflege und Beruf

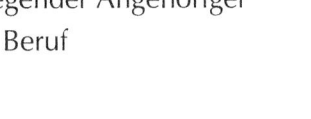

Pflegegrad 5

- ✓ Pflegegeld (901 Euro)
- ✓ Pflegesachleistung (zum Beispiel ambulanter Pflegedienst / 2.095 Euro)
- ✓ Kombinationsleistungen
- ✓ Tages- oder Nachtpflege (1.995 Euro)
- ✓ Verhinderungspflege (1.612 Euro)
- ✓ Kurzzeitpflege (1.774 Euro)
- ✓ Individueller Betreuungsmix
- ✓ Maßnahmen zur Verbesserung des Wohnumfeldes in Höhe von bis zu 4.000 Euro Pflegekurs
- ✓ Pflegekurs
- ✓ Pflege-/Wohnberatung
- ✓ Ambulante Betreuungsdienste
- ✓ Umwandlungsanspruch
- ✓ Entlastungsbetrag (125 Euro)
- ✓ Pflegehilfsmittel
- ✓ Leistungen zur Entlastung pflegender Angehöriger
- ✓ Vereinbarkeit von Pflege und Beruf

Tipp 1

Manchmal kann es bei Beratungen zu Problemen führen, wenn die Berater/Pflegedienste mehr Geld für die Beratung verlangen, als die Kasse bezahlen will oder wenn ihr euch stundenlang unterhalten habt und die Kasse nur ein festgelegtes Stundenkontingent für die Beratung bezahlt.

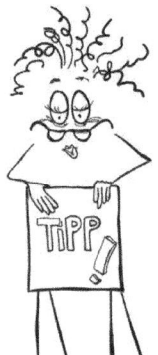

Bitte erkundige dich **vor der Beratung**, was bei der Beratung von der Kasse gedeckt ist, damit du nicht hinterher das finanzielle Erwachen hast und draufzahlen musst.

Tipp 2

Zu dem Beratungspaket gehört auch die Übermittlung des Gutachtens. Du hast also einen Anspruch darauf, dass man dir oder dem Pflegebedürftigen das Gutachten aushändigt.

Tipp 3

Da die Pflegeberater per Gesetz **nur gegebenenfalls** über unterstützende oder entlastende Angebote und Leistungen informieren müssen, kann es durchaus vorkommen, dass gerade die behördlichen Pflegeberater der Pflegekasse/Stadt/Gemeinde das eine oder andere Detail ›vergessen‹ und dir damit Leistungen durch die Lappen gehen, die dir normalerweise zustehen würden.

Darum kann es günstiger sein, wenn du zu einer neutralen, unabhängigen Beratungsstelle / einem Pflegedienst gehst und dort die Beratung in Anspruch nimmst. Gerade die Pflegedienste verdienen ihr Geld damit, dass die Kunden zufrieden sind und sie weiterempfehlen. Je mehr sie also für dich tun können, umso besser wird ihr Ruf, ihre Auftragslage und ihre Beratung.

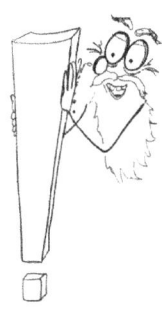

Stufenfrei

Wenn die Deutsche Bahn ausweist, dass ein Bahnhof ›stufenfrei‹ ist, trifft das leider nicht in jedem Fall zu. Ein Beispiel ist hier der Bahnhof in Hochheim am Main. Hier ist lediglich Gleis 1 ebenerdig. Die anderen Gleise kann man nur über 29 Stufen erreichen.

Äääh, Moment.

Über 29 Stufen?

Ja, denn Fahrstühle oder Rampen gibt es nicht.

In Zeiten der Inklusion, wo man eingeschränkten Menschen das Leben erleichtern möchte, ist das natürlich ein **absolutes No-Go.**

Wenn du also mit Rollstuhl unterwegs bist, erkundige dich **vor** deiner Reise, wie die Bedingungen tatsächlich sind, denn so ein elektrischer Rollstuhl kann – ohne Person – zwischen 60 und 140 Kilogramm wiegen.

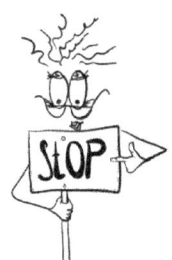

Euro-Schlüssel

Der Euro-Schlüssel wurde bereits 1986 vom Club Behinderter und ihrer Freunde in Darmstadt und Umgebung e. V. eingeführt und ist ein über die Landesgrenzen hinaus genutztes Schließsystem. Hiermit haben körperlich beeinträchtigte Menschen, vor allem Menschen im Rollstuhl, die Möglichkeit, mit dem Einheitsschlüssel Zugang zu behindertengerechten sanitären Anlagen und Einrichtungen zu bekommen. Das können zum Beispiel Autobahn- oder Bahnhofstoiletten oder auch öffentliche Toiletten in Fußgängerzonen, Museen und Behörden sein. Dieser Schlüssel kostet einmalig 23 € und ist aus meiner Sicht in jedem Fall die Anschaffung wert.

Wheelmap-App

Wer eine interaktive Karte zum Finden und Bewerten von rollstuhlgerechten Orten haben möchte, dem empfehle ich die Wheelmap-App von Sozialhelden e. V. Die App ist in 32 Sprachen erhältlich und es sind bereits etwa eine Million Orte bewertet worden.

Wo werde ich beraten?

Es gibt verschiedene Anlaufstellen, wo du eine Pflegeberatung bekommen kannst. Eine Pflegeberatung erhältst du

- ✓ bei Pflegeberatern der Pflegekasse,
- ✓ bei Pflegefachkräften, die von der Pflegekasse beauftragt wurden (aber nicht dort angestellt sind),
- ✓ bei einem zugelassenen Pflegedienst,
- ✓ bei neutralen, unabhängigen (externen) Beratern,
- ✓ bei Beratern der kommunalen Gebietskörperschaften (also der Gemeinde, Stadt ...).

Pflegegrade sind keine Temperaturen

Sobald du bei der Pflegekasse einen Antrag auf Leistung gestellt hast, bekommst du von der Pflegekasse entweder einen Beratungstermin direkt bei der Pflegekasse oder einen ›Beratungsgutschein‹. Diesen kannst du bei den Beratungsstellen einlösen, die auf dem Gutschein genannt sind.

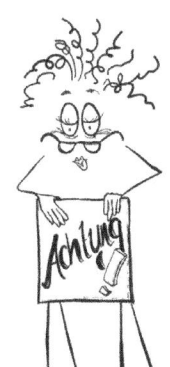

Für die Einlösung des Gutscheins oder Wahrnehmung des Termins hast du nur 2 Wochen Zeit! Die Beratung ist für jeden verpflichtend, der mindestens Pflegegrad 2 hat und bereits Pflegegeld bezieht. Vergisst du, eine solche Pflegeberatung wahrzunehmen, rufe umgehend die Pflegekasse an, weil sie dein Pflegegeld ohne deine Teilnahme an Beratungsterminen kürzen darf.[23]

Beratung in den eigenen vier Wänden

Pflegebedürftige mit Pflegegrad 1 **können** einmal **halbjährlich** eine Beratung in Anspruch nehmen.

Pflegebedürftige mit Pflegegrad 2 und 3, die Pflegegeld beziehen, **müssen einmal im halben Jahr** eine Beratung in ihren eigenen vier Wänden durchführen (lassen).

Pflegebedürftige mit Pflegegrad 4 und 5, die auch Pflegegeld beziehen, **müssen** sogar **vierteljährlich** einen Berater bei sich zu Hause in Empfang nehmen.

---

[23] https://www.pflegehilfe.org/pflegeberatung

Pflegedoof®

Der Weg zum Pflegegrad

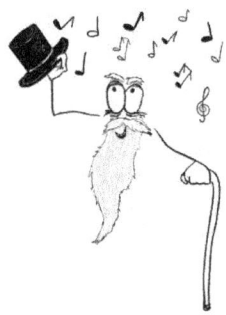

1. Du stellst bei der Pflegekasse einen schriftlichen Antrag.

2. Fülle den Antrag zum Pflegegrad aus.

3. Der Gutachter vom MDK teilt dir einen Termin zur Begutachtung mit.

4. Der Gutachter kommt zu dir bzw. der pflegebedürftigen Person.

5. Der Gutachter ermittelt den Pflegegrad.

6. Die Pflegekasse entscheidet über den Pflegegrad und sendet dir einen Bescheid zu.

Variante 1: Du bekommst einen positiven Bescheid und die Pflegekasse bewilligt die Leistungen.

Variante 2: Die Pflegekasse lehnt deinen Antrag ab und du solltest Widerspruch einlegen. Wie du einen Widerspruch schreibst, findest du in diesem Buch im **Bonuskapitel**.

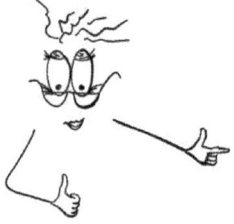

Beamte stellen bei der Pflegekasse ebenfalls einen Antrag und durchlaufen denselben Bearbeitungsweg.

Schwerstkrank – und nun?

Seit dem 1. Januar 2016 müssen die Krankenkassen ihre Versicherten bei der Auswahl und auch Inanspruchnahme von Leistungen unterstützen, wenn diese ›schwerstkrank‹ sind. Das betrifft vor allem **›Palliativ‹-Patienten.**

Was bedeutet palliativ?

Wenn alle medizinischen Möglichkeiten zur Heilung einer Krankheit ausgeschöpft sind und die Lebenserwartung nur noch begrenzt ist, beginnt beim Patienten die ›Palliativmedizin‹. Diese Medizin lindert nur noch die Beschwerden bis zum Tod, heilt aber nicht mehr.

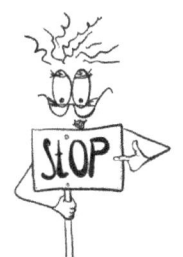

Hierfür stehen den Menschen Angebote in sogenannten ›Hospiz‹-Einrichtungen zur Verfügung.

›Hospiz‹ kommt vom lateinischen Wort ›hospitium‹ und bedeutet ›**Herberge‹.**

Die Kosten für den Aufenthalt in einem Hospiz oder eine Sterbebegleitung zu Hause trägt zum Teil die Krankenkasse, teilweise aber auch die Pflegekasse und der Hospizträger. Zur Beratung gehört im Übrigen auch die persönliche Vorsorge wie zum Beispiel die Patientenverfügung, Vorsorgevollmacht und Betreuungsverfügung, worauf ich im nächsten Kapitel genauer eingehe.

Diabetes – bist du zu süß?

Ich bin immer wieder erstaunt, dass ältere Menschen manchmal keine Ahnung haben, was sie den lieben langen Tag zu sich nehmen. Hier rede ich **nicht** von Tabletten, sondern von Lebensmitteln.

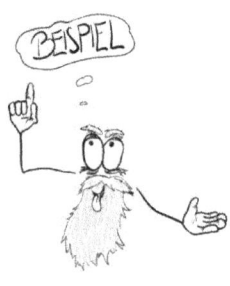

Ich habe eine sehr nette ältere Dame getroffen, die mir ihr Leid klagte, weil die Check-up-Untersuchung in ihrem betreuten Wohnen ergeben hat, dass sie einen zu hohen Blutzuckerspiegel hat.

»Das kann ich mir nicht erklären! Schließlich esse ich keine Gummibären und trinke auch keine Cola!«, sagte sie entrüstet.

Wieso kann dann der Blutzuckergehalt so hoch sein?

Als ich nachfragte, wie denn ihr Tag so aussah, war mir klar, warum sie Probleme hatte.

Sie bewegte sich morgens vom Bett zur Küche, aß ein Weißmehlbrötchen vom Bäcker, der jeden Morgen zur Wohnanlage kommt und das ungesunde Nahrungsmittel verkauft. Auf ihr Brötchen legte sie fettige Wurst. Dann putzte sie ihre Wohnung oder setzte sich vor den Fernseher. An manchen Tagen ging sie einkaufen. Der Supermarkt lag aber nur wenige Meter entfernt. Wir können von einem sehr kurzen Weg sprechen. Es lohnte sich noch nicht mal, eine Jacke anzuziehen.

Mittags gab es Kartoffeln mit Fleisch, Gemüse und Soße. Alles immer mit Stärke angedickt, weil das ja so lecker ist. Selbst Nudeln wurden in Butter angebraten und mit Semmelbröseln ›veredelt‹.

Nachmittags gab es manchmal Kuchen und Torte zum Kaffee. Zwischendurch wurde süße Limonade getrunken, jedoch keine

Cola. Am Abend gab es wieder Weißmehlbrot mit Wurstaufschnitt. In ihrem Haushalt befand sich vor allem viel Fleisch, Wurst, Weißmehl und in jedem Fertigprodukt Industriezucker. Diesen finden wir in so gut wie jedem Produkt.

Ich habe mal einen **Selbsttest** gemacht, als ich durch einen Mückenstich eine Borreliose hatte und komplett auf Zucker verzichtet habe, um die Borrelien so schnell wie möglich wieder loszuwerden.

Etwa 95 Prozent der Produkte im Supermarkt kannst du getrost links liegen lassen und selbst die Produkte mit Zuckerersatzstoffen sind eine Farce, denn die Inhaltsstoffe sind ungesund. Süßstoffe wie Aspartam, Acesulfam, Neotam und Advantam sollten mit Vorsicht genossen werden. Gerade beim Erhitzen können gesundheitsschädliche Stoffe entstehen.[24]

Ich riet der alten Dame, die Limonade zu verbannen und stattdessen Tee oder heißes Wasser mit Ingwer zu trinken und notfalls mit Erythrit zu süßen. Das ist ein Zuckerersatz, der aus der Maispflanze gewonnen wird und den Blutzuckerspiegel nachweislich NICHT erhöht.

Außerdem sollte sie nur noch frisch kochen – ohne Stärke und andicken. Die Kartoffeln, Nudeln und auch Reis sollte sie einen Tag vorher kochen, abkühlen lassen und erst 24 Stunden später wieder erhitzt essen, denn dann wird aus der für Diabetiker gefährlichen Stärke resistente Stärke. Diese ist vom Körper als Ballaststoff nahezu unverdaulich und wirkt sich somit positiv auf die Darmflora

---

[24] S. 165, ›Der Zucker-Kompass‹ von Dr. Brigitte Bäuerlein/Irmgard Dexheimer und S. 205 f. ›Wie unser Essen uns krank macht‹ von Dr. Robert H. Lustig

und den Blutzuckergehalt aus. Man muss diese stärkehaltigen Lebensmittel auch nicht kalt genießen, denn durch das erneute Erhitzen bleibt die **resistente Stärke** bestehen.

Die alte Dame war recht bedient, weil sie das Gefühl hatte, nie wieder Essen genießen zu dürfen und ihr Leben mit 75 noch umkrempeln zu müssen. Doch am Ende ist jeder für sein Leben selbst verantwortlich. Sie hat die Wahl, ob sie etwas verändert oder durch den Diabetes schließlich auch noch ihre kognitiven Fähigkeiten durch eine schlechte Durchblutung ihres Hirns riskiert.

Ein paar Tage später bekam ich von ihr einen Anruf mit einem fetten Dankeschön. Meine Aufklärung hat sie zunächst überfordert und ihr auch Angst gemacht, aber jetzt kann sie es umsetzen und geht sogar morgens eine ordentliche Runde spazieren.

Elternunterhaltsrechner

Viele sind der Meinung, dass sie für ihre Eltern nicht unterhaltspflichtig sind. Leider ist das ein Irrtum. Wenn Eltern in ein Pflegeheim müssen, kann es sein, dass die Kosten durch Zuschüsse der Kassen oder private Pflegeversicherungen nicht abgedeckt sind.

Im Internet gibt es mittlerweile fast alles und so findet man tatsächlich auch einen ›Elternunterhaltsrechner‹, mit dessen Hilfe man sich ausrechnen lassen kann, in welcher Höhe man Unterhaltsleistungen an die Eltern zu zahlen hat.[25]

Ein Grund zum Aufatmen gibt die Einkommensgrenze, die Eltern, Kinder und Geschwisterkinder seit dem 1. Januar 2020 ab einem Jahresbruttoeinkommen von 100.000 Euro pro Person nach dem

---

[25] https://www.seniorplace.de/elternunterhalt-berechnen.html

›Angehörigen-Entlastungsgesetz‹ zum Unterhalt verpflichtet. Das heißt, das Einkommen wird bei Geschwisterkindern von einem pflegebedürftigen Elternteil nicht addiert. Verdient also die Tochter etwa 40.000 € im Jahr und der Sohn (also der Bruder der Tochter) 70.000 €, sind beide nicht zum Unterhalt verpflichtet.

Entscheidend ist dabei das Einkommen des Kindes (oder des Elternteils bei zum Beispiel behinderten Kindern) und nicht das Einkommen von dessen Ehepartner, denn das ›Angehörigen-Entlastungsgesetz‹ gilt für das Verhältnis von Kindern und Eltern, und zwar in beide Richtungen. Die sogenannten ›Schwiegerkinder‹ sind demnach nicht zum Unterhalt gegenüber ihren Schwiegereltern verpflichtet.

Trotzdem kann das Sozialamt die Auskünfte vom Ehepartner ebenfalls verlangen, was sich vermutlich niemandem logisch erschließt.

Gab es **in den letzten 10 Jahren** vor Eintritt der Unterhaltsleistung eine **Schenkung** an die Kinder und Schwiegerkinder, kann das Sozialamt die Rückübertragung fordern, auch bei einer Immobilie.

Auch Einkünfte aus Vermietung und Verpachtung zählen zum Einkommen dazu, nicht jedoch angehäuftes Vermögen.

Reicht das eigene Einkommen also nicht aus, müssen die Eltern Sozialhilfe beantragen und bekommen.

Kinder haften nicht für ihre Eltern, wenn sie zum Beispiel durch Zeugen nachweisen können, dass sich diese durch erhebliche Verfehlungen wie Misshandlung und grobe Vernachlässigung schuldig gemacht haben. Ein schlicht abgebrochener Kontakt reicht jedoch nicht aus.

Gibt es mehrere Kinder, wird geprüft, ob und in welcher Höhe sie den Unterhalt eventuell zahlen müssen. So kann es vorkommen, dass Geschwister, die zusammen über 100.000 Euro im Jahr verdienen, zahlen müssen und die anderen nicht.[26]

Auch in dieser Konstellation sind die Kinder, gegebenenfalls sogar deren Ehepartner, auskunftspflichtig.

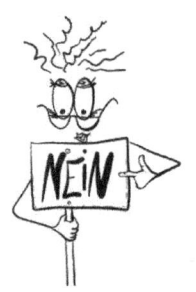

Bitte beachte, dass das **nicht bei Ehegatten** gilt.

Bei ihnen gibt es keine Grenze, da sie sich gegenseitig versorgen. Man spricht hier vom Barunterhalt. Bei Ehegatten sagt man, sie sind eine besondere Verpflichtung füreinander eingegangen, eine sogenannte ›Einstandsgemeinschaft‹ nach § 27 Absatz 2 SGB XII. Daher kommen sie auch voll füreinander auf.

Sonderfall Schenkung

Wie bereits in meinem Ratgeber **Lebensdoof®** sehr ausführlich erklärt, kann es sein, dass der Staat eine Schenkung von deinen Eltern an dich als Kind zurückholt, wenn diese dir in den letzten 10 Jahren eine beträchtliche Summe Geld geschenkt haben. Das kann (leider) auch geschenkte Häuser betreffen, vor allem wenn es – wie oben beschrieben – zu einer Unterhaltsverpflichtung

---

[26] www.finanztip.de/elternunterhalt/

kommt, weil der pflegebedürftige Elternteil das Pflegeheim nicht zahlen kann.

Bei einer Geldschenkung geht es nicht um bloße Taschengeldzahlungen ans Enkelkind. Diese sind als **>Anstandsschenkung<** von der Rückzahlung ausgeschlossen.

Pflegedoof®

Wenn das Schicksal Kinder trifft ...

Wie schon erwähnt, sind leider auch unsere Kleinsten nicht immer vor Unfällen, Krankheit oder Fehlschlägen bei medizinischen Eingriffen – unter die auch Impfungen fallen – gefeit.

So kann es vorkommen, dass quickfidele Kinder plötzlich zum Pflegefall werden.

Ich selbst kenne eine Familie, die Pech hatte mit der Polio-Impfung. Das Kind erkrankte an **Kinderlähmung** und ist nun schon seit über 30 Jahren ein Pflegefall.

Auch eine **Krebserkrankung** oder **Diabetes Typ 1** zählen als Behinderung. Eltern haben somit verschiedene Möglichkeiten, Unterstützungen zu bekommen.

Borderline-Persönlichkeitsstörung

In den letzten 20 Jahren meiner ehrenamtlichen Tätigkeiten im Jugendbereich habe ich immer wieder festgestellt, dass vor allem Mädchen von dieser speziellen Form der Persönlichkeitsstörung – oder, wie man das bei unter 18-Jährigen ausdrückt, ›**Border-line-Entwicklungstendenz**‹[27] – betroffen sind, bei der sich die Betroffenen selbst verletzen. Bevor ich im Jugendbereich arbeitete, kannte ich diese Erkrankung nicht, von der immer mehr Jugendliche betroffen sind, ganz stark sogar seit dem ersten Lockdown im März 2020.[28]

Man spricht von den sogenannten ›psychischen Corona-Folgen‹, die nicht nur Stress, Schulangst, Zukunftsangst und Verlustangst,

---

[27] ICD-10-F.60.3 Emotional instabile Persönlichkeitsstörung / F60.31 Borderline-Typ

[28] https://www.grin.com/document/1185607, Masterarbeit (Funda Yazici)

sondern auch Schulunlust, sozialen Rückzug, Essstörungen und Kopfschmerzen beinhalten.

Die sogenannte Borderline-Persönlichkeitsstörung ist unter anderem durch impulsives Handeln und ein instabiles Emotionskorsett charakterisiert. Die Betroffenen haben heftige Stimmungsschwankungen, die zu extremer innerlicher Anspannung führen, die als unerträglich erlebt wird. Um einen Ausweg aus dieser Notsituation zu bekommen, verletzen sich die Betroffenen selbst.

Während man vor 50 Jahren noch kaum bis gar keine Erkenntnisse hatte, ist die Forschung mittlerweile auf einem sehr guten Weg.

Bekannt ist, dass der Auslöser oft mindestens ein traumatisches Erlebnis ist. Das kann schwerwiegender Missbrauch sein – sexuell oder anderweitig gewaltvoll –, aber auch emotionale Vernachlässigung. Letzteres wird mit über 60 Prozent als Ursache ermittelt, was auch erklärt, weshalb so viele Jugendliche durch die politischen Anweisungen in den zwei Jahren der Covid-19-Maßnahmen unter Druck geraten sind. Sie wurden wider ihre Natur fast vollständig von ihren Peer Groups – den Gleichaltrigen – ferngehalten.

Oft bekommen Eltern nicht oder erst sehr spät mit, dass ihre Kinder betroffen sind, denn den Kindern gelingt es meistens sehr gut, die Verletzungen zum Teil sehr geschickt durch Tragen langer Kleidung zu verstecken.

Etwa 2,7 Prozent aller deutschen Erwachsenen (!) haben eine Borderline-Persönlichkeitsstörung. Bei Jugendlichen liegt die Entwicklungstendenz sogar bei 6 Prozent, die man aber ›nur‹ als Borderline-Entwicklungstendenz diagnostiziert, weil sich das Gehirn der Betroffenen noch in der Entwicklung (Pubertät) befindet und eine Heilung nicht gänzlich ausgeschlossen ist. Die **Selbstverletzungsrate** liegt zwischen 69 und 80 Prozent, etwa 5 bis 10 Prozent begehen **Suizid.**

Methoden der Selbstverletzung

Die Methoden der Selbstverletzung sind nichts für schwache Nerven. Ich habe ›nur‹ Fälle von ›Ritzen‹ erlebt, wo sich die Jugendlichen mit Messern, Scherben oder Sonstigem die Haut an Armen und Beinen aufgeschnitten haben. Aber es geht durchaus schlimmer. Es kommt vor, dass sich die Betroffenen die Genitalien verstümmeln (was man als Eltern erst recht kaum mitbekommt), Chemikalien trinken, mit Haar-/Deosprays künstliche Erfrierungen herbeiführen oder sich die Augäpfel herausreißen. Etwa 60 Prozent zeigen suizidales Verhalten und versuchen, sich selbst zu töten. Leider gibt es dank Social Media auch diverse Foren, wo sich die Kinder und Jugendlichen Ideen holen können, wie sie sich verletzen können. Ich rate hier wirklich, das Handy durch gewisse Jugendschutz- oder Kindersicherungs-Apps zu sperren. Für Android gibt es zum Beispiel **›Kids Place mit Kindersicherung‹** oder bei Apple die **›Familienfreigabe‹**, die bereits auf dem iPhone vorinstalliert ist. Hier hat man allerdings keinen Zugriff auf bestimmte Webseiten, wenn die Nutzer über den Browser (also Firefox, Google Chrome und Co.) auf die entsprechenden Seiten gehen.

Warum erzähle ich das?

Vielleicht fragst du dich jetzt, warum ich ein solches Thema in diesem Buch anspreche, wo es doch um Pflegebedürftige geht.

Und jetzt halte dich fest, denn das wissen selbst einige Psychologen nicht, wie ich bei meinen Recherchen feststellen durfte:

Es gibt Pflegegeld bei psychischer Erkrankung.

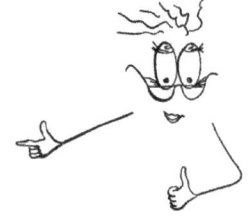

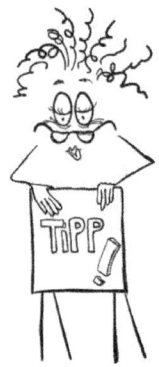 Stellst du fest, dass dein Kind von der Borderline-Persönlichkeitsstörung/-Entwicklungstendenz betroffen ist, heißt es für dich, nicht nur schnell zu handeln und dir dringend ärztliche und psychotherapeutische Hilfe zu holen – vielleicht dein Kind sogar für mehrere Wochen in der Kinder-/Jugendpsychiatrie unterzubringen –, sondern auch, die Kranken- und Pflegekasse mit einzuschalten.

Du wirst dich vielleicht fragen, wie das möglich ist, denn dein Kind ist ja körperlich fit. Es braucht weder einen Rollstuhl noch sonst irgendwelche Apparaturen, um sich durch den Alltag zu bewegen.

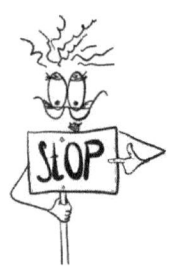 Seit 2017[29] wurden die psychischen Erkrankungen den körperlichen gleichgestellt.

Psyche und Körper sind gleichgestellt

Ja, du liest richtig, psychische Erkrankungen ziehen einen Pflegegrad nach sich, je nach Schwere der Beeinträchtigung.

Machen wir uns nichts vor, wenn jemand Borderline, ADHS[30], Asperger-Syndrom, Depressionen, Burn-out, Angststörungen, Süchte

---

[29] Pflegestärkungsgesetz II zum 01.01.2017, https://www.bundesgesundheitsministerium.de/service/begriffe-von-a-z/p/pflegestaerkungsgesetz-zweites-psg-ii.html

[30] ADHS = Aufmerksamkeits-Defizit-Hyperaktivitäts-Syndrom

(Essen/Medien/Drogen) oder sonstige psychische Erkrankungen hat, ist es für die Angehörigen eine enorme Herausforderung, den Alltag so zu bewältigen, dass man den Betroffenen auch helfen kann.

Es bedeutet, dass man zu (Psycho-/Ergo-/Physio-)Therapeuten, zu Ärzten und eventuell auch zu Selbsthilfegruppen fährt.

Die Borderline-Entwicklungstendenz tritt offiziell ab etwa 16 Jahren auf. Ich habe aber Kinder in der Kinder- und Jugendpsychiatrie erlebt, die erheblich jünger waren. Manche von ihnen waren 10 Jahre alt. Das heißt auch, dass die Eltern womöglich weniger arbeiten können, besonders wenn es keine Hortbetreuung mehr gibt, weil das Kind nicht oder nicht so lange allein zu Hause bleiben kann wie andere in dem Alter. Ich habe Kinder in diesem Alter während meiner Jugendarbeit und auch in der Kinder- und Jugendpsychiatrie mit dieser Tendenz erlebt und als Journalistin interessante Interviews zu diesem Thema geführt.

Die betroffenen Kinder sich bis abends selbst zu überlassen, kann tückische Folgen haben. Hier ist es wichtig, dass eine vertraute Person in der Nähe ist. Notfalls kannst du – sofern dein Beruf das möglich macht – viel im Homeoffice erledigen.

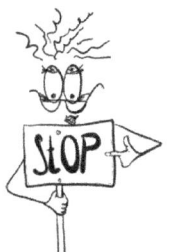

Und auch der finanzielle Aufwand ist nicht zu unterschätzen.

Darum ist es gut und richtig, dass auch psychische Erkrankungen für die Beantragung von Pflegegeld anerkannt werden.

Pflegedoof®

Was tust du, sobald du davon erfährst?

1. Psychotherapie bei Krankenkasse beantragen

2. Pflegegrad bei Pflegekasse beantragen, sofern du eine Diagnose von einer Psychologin bekommen hast (gehe ihr notfalls damit auf die Nerven, bis sie dir eine Bescheinigung ausstellt)

3. Pflegegeld bei Pflegekasse beantragen

4. Pflegesachleistungen bei Pflegekasse beantragen

Bei der **Kassenärztlichen Vereinigung**, die es in jedem Bundesland gibt,[31] findest du Ärzte und Psychotherapeuten, die kassenärztlich zugelassen sind und die du nicht privat bezahlen musst.

Bevor du einen Pflegegrad beantragst, gehe zu einer **unabhängigen Pflegeberatung**, die sich auch mit Anträgen bei psychischen Erkrankungen auskennt. Pflegebedürftig ist dein Kind dann, wenn die Erkrankung für **mindestens 6 Monate** anhält und eine in § 15 SGB XI festgelegte Schwere besteht. Bei einer Borderline-Persönlichkeitsstörung bzw. -Entwicklungstendenz sind diese Voraussetzungen höchstwahrscheinlich erfüllt.

Ich habe auch erlebt, dass noch sehr junge Mädels mit einer Borderline-Persönlichkeitsstörung so starke Angstschübe hatten, dass sie einen Herzinfarkt bekommen haben, obwohl der Körper an sich gesund war. Diese psychosomatischen Störungen können sich also so stark auf den Körper auswirken, dass die Betroffenen ernsthaft ihr Leben riskieren. Oft merken die Betroffenen diesen ›Schub‹, der sich langsam anbahnt, und dann sind sie außerstande,

---

[31] Kassenärztliche Bundesvereinigung: https://www.kbv.de/html/432.php

sich allein zu versorgen, und müssen oftmals sofort in eine Klinik gebracht werden.

Auch eine besondere Schwere dürfte in den meisten Fällen der Selbstverletzung vorliegen, denn in den meisten Fällen können sich die Betroffenen nicht selbst motivieren, ihren Tag zu gestalten. Die Schule wird geschwänzt, und Kopfschmerzen und Co. werden als Hinderungsgrund angegeben. Auch das Aufräumen fällt den Betroffenen schwer. Oft liegen sie tagelang auf dem Bett und sind höchstens noch zum Fernsehgucken motiviert. Durch psychische Belastung, gerade in der Schule, in der viele Kinder immer mehr Leistungsdruck erleben, erhöht sich die Gefahr, dass sich die Betroffenen ohne Betreuung selbst verletzen.

Bitte lasse dich von keiner Kasse abwimmeln und schreibe notfalls einen **Widerspruch**, wenn deine Anträge abgelehnt werden. Nur weil man den psychischen Leidensdruck äußerlich nicht gleich erkennen kann, bedeutet das nicht, dass die Betroffenen nicht hilfsbedürftig sind. Wie du einen Widerspruch schreibst, findest du in diesem Buch im **Bonuskapitel**.

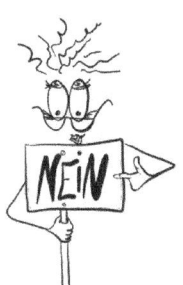

Häufige **Kriterien** sind unter anderem (kein Anspruch auf Vollständigkeit):

- ✓ Tendenz, unerwartet und ohne Berücksichtigung der Konsequenzen zu handeln
- ✓ Tendenz zu Streitereien und Konflikten
- ✓ Neigung zu Ausbrüchen von Wut oder Gewalt
- ✓ Unbeständige und launische Stimmung

Wichtig ist, dass du den **Kinderarzt** und **Kinderpsychologen** mit ins Boot holst. Wenn du dein Kind in einer stationären oder ambulanten **Kinder-/Jugendpsychiatrie** unterbringen kannst, bekommst du dort bereits die Diagnose(n), auch wenn sich viele Kinderpsychologen damit oft sehr zurückhalten.

Sollte die Diagnose sehr vage ausgesprochen werden, bleibe am Ball und führe ein Tagebuch, in dem du notierst, wann dein Kind welche Auffälligkeiten oder zusätzliche Betreuungszeiten benötigt, vielleicht auch, wann du dein Kind vorzeitig aus der Schule abholen musstest, weil es mit dem Schuldruck nicht klarkommt.

Beachte bitte auch, dass Medikamente zusätzlich Depressionen auslösen können. Erkundige dich in einem Fall der Verschreibung von Medikamenten durch den Kinderarzt, mit welchen Nebenwirkungen zu rechnen ist und ob es Alternativen gibt.

Anschließend wendest du dich an deine **Krankenkasse** und beantragst eine **Psychotherapie**, ggf. auch **Kinderkrankengeld** und eine **psychiatrische Reha.**

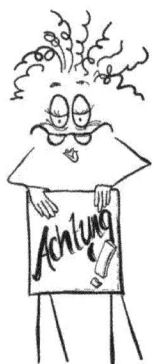

Bei der **Pflegekasse** stellst du einen Antrag auf einen Pflegegrad.

Natürlich betrifft das nicht nur die Borderline-Persönlichkeitsstörung, sondern auch Depressionen und andere psychische Erkrankungen.

Was braucht dein Kind?

Es mag für dich verrückt klingen, dass ich das hier erwähne, aber gerade Kinder und Jugendliche mit psychischen Erkrankungen benötigen neben der Psychotherapie einen festen Tagesablauf, gemeinsame Mahlzeiten, Sportpläne, regelmäßige Aktivitäten mit der Familie (auch wenn sie keine Lust haben), emotionale Stabilität, Entspannungstrainings, Meditationen, Schulunterricht oder einen Ausbildungsplatz, Ergotherapie und vielleicht sogar eine Ernährungsberatung. Auch wenn dein Kind nur schwer zu motivieren ist, hole dir die Lehrer und Trainer mit ins Boot.

Hilfe für Angehörige

Als pflegender Angehöriger hast du einen Anspruch auf eine kostenlose >Pflegeschulung<, die speziell auf psychische Erkrankungen ausgerichtet ist. Diese kann auch bei dir zu Hause durchgeführt werden.

Du kannst natürlich auch einen >Pflegedienst< mit einschalten. Ab Pflegegrad 2 werden die Leistungen des Pflegedienstes über die Pflegesachleistungen direkt mit der Pflegekasse abgerechnet.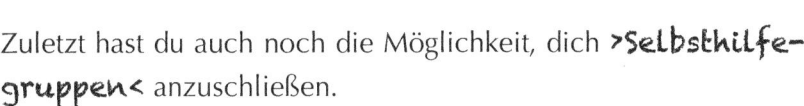

Zuletzt hast du auch noch die Möglichkeit, dich >Selbsthilfegruppen< anzuschließen.

Schwerbehindertenausweis bei psychischer Erkrankung

Ja, du liest richtig, es ist durchaus denkbar, dass man für einen Menschen mit psychischer Erkrankung einen Schwerbehindertenausweis beantragen kann bzw. muss. Hier wird der >**Grad der Behinderung**< (GdB) eingestuft, den Ausweis gibt es ab GdB 50. Diese Einstufung hat nichts mit dem Pflegegrad zu tun.

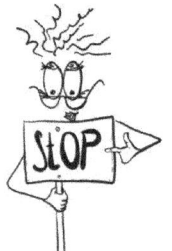

Grad der Behinderung und **Pflegegrad** können unabhängig voneinander bestehen. Es kann auch nur eins von beiden vorliegen.

Je nach Grad der Behinderung haben die Betroffenen einen gesonderten Kündigungsschutz und andere Arbeitszeitregelungen. Das kann für dein Kind, wenn der Schulabschluss naht, elementar wichtig sein, denn auch das Fehlen am Arbeitsplatz durch eine solche Erkrankung führt bei Nichtkenntnis des Arbeitgebers zu einer fristlosen Kündigung. Das kann und sollte vermieden werden.

Kinderkrankengeld

Nachdem der erste Schock überwunden ist, ist es wichtig, die Lähmung zu verlassen und in Aktion zu treten.

Durch das neue >**Teilhabegesetz**< sind behinderte Menschen und ihre Angehörigen sehr viel besser aufgestellt.

Die Krankenkasse zahlt bei einem behinderten Kind jedem Elternteil auch nach dem 12. Geburtstag noch ›Kinderkrankengeld‹, vorausgesetzt, die Pflegeperson – in der Regel also mindestens ein

Elternteil – ist weniger als 30 Wochenstunden erwerbstätig und pflegt das Kind für mindestens 10 Stunden an wenigstens zwei Tagen pro Woche.

Pflegegeld fürs Kind

Jeder, der gesetzlich oder privat krankenversichert ist, kann einen Antrag auf einen Pflegegrad stellen. Bei Kindern dürfen diesen Antrag die Eltern als gesetzliche Vertreter stellen.

Dann kommt ein Mitarbeiter des MDK vorbei, begutachtet dein Kind und schätzt die Situation gemäß § 15 SGB XI ein. In der Regel hat der Gutachter eine **spezielle Ausbildung**, ist also zum Beispiel Kinderkrankenpfleger oder auch Kinderarzt.

Er prüft, ob dein Kind tatsächlich einen über das normale Verhalten in dem Alter deines Kindes hinausgehenden Pflegeaufwand benötigt.

Wie wir wahrscheinlich alle wissen, brauchen Kinder Aufsicht und Pflege. Doch ein erkranktes oder behindertes Kind erfordert um ein Vielfaches mehr Pflege und Betreuung.

Die Pflegekasse hat nach Antragstellung 25 Arbeitstage, also 5 Wochen Zeit, den Pflegegrad festzulegen.

So erstaunlich es klingen mag, aber es kann tatsächlich zu einem Problem werden, wenn man versucht, für ein kleines Kind einen Pflegegrad zu bekommen, denn viele Gutachter scheinen davon auszugehen, dass die Grundversorgung ohnehin durch die Eltern abgedeckt wird und Kinder in dem Alter einen erhöhten Pflegebedarf haben. Doch gerade Erkrankungen wie zum Beispiel Diabetes oder Krebs erfordern definitiv einen erhöhten Mehraufwand.

Pflegedoof®

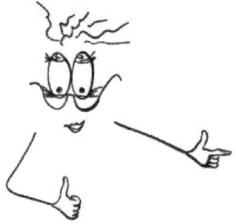 Eltern sollten unbedingt am Ball bleiben und bei einem Ablehnungsbescheid in den **Widerspruch** gehen. Wie du einen Widerspruch schreibst, findest du in diesem Buch im **Bonuskapitel**.

Pflegegrad bei psychischen Erkrankungen

Ebenso schwierig kann es sein, für psychische Erkrankungen einen Pflegegrad zu bekommen. Lege dar, dass Betroffene gute und schlechte Tage haben. Räume nicht auf, bevor der MDK kommt, nur weil es dir unangenehm ist. Zeige die Situation, die normalerweise vorliegt. Du willst ja demonstrieren, dass dein Kind nicht in der Lage ist, den Alltag zu bewältigen.

Es gibt immer **Fehleinschätzungen** über einen psychisch Erkrankten. Im Gegensatz zu einem Beinbruch, kann man eine psychische Erkrankung selten körperlich sehen. Sorge dafür, dass du alle psychiatrischen Gutachten vom Kinderarzt und Kinderpsychologen oder Kinderpsychiater vorliegen hast. Schäme dich nicht, dass du einen Pflegegrad beantragst, und verschweige keine Umstände.

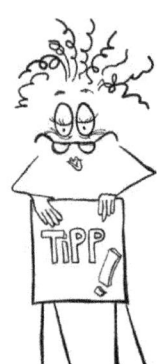 Der **erste Antrag** wird gerne mal **abgelehnt**. Du solltest dann **dringend** einen **Widerspruch** schreiben und diesen mit den Defiziten und deinem Mehraufwand, den du durch die Erkrankung hast, begründen.

Oft musst du eventuell vormittags von der Arbeit weg, weil die Psychotherapeuten abends nicht praktizieren oder schon ausgebucht sind. Dafür musst du dir nicht jedes Mal einen Urlaubstag oder Überstunden nehmen. Wenn du unsicher bist, wende dich an einen Pflegeberater, der den Widerspruch mit dir zusammen schreibt. Wie du einen Widerspruch schreibst, findest du in diesem Buch im **Bonuskapitel**.

Eine Voraussetzung für die Zahlung von Pflegegeld ist die Einstufung durch einen Pflegegrad. Außerdem muss der pflegende Elternteil in den 10 Jahren **vor** dem Antrag mindestens **zwei Jahre** Mitglied in einer gesetzlichen Krankenkasse gewesen sein.

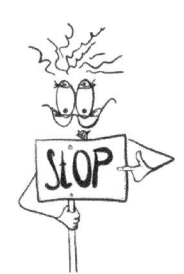

Folgende Einstufung gibt es bei Kindern, wobei **Kinder** pauschal einen Pflegegrad **höher eingestuft** werden als Erwachsene:

Pflegegrad	Punkte	Pflegebedarf
1	12,5 bis unter 27	Geringe Beeinträchtigung
2	27 bis unter 47,5	Erhebliche Beeinträchtigung
3	47,5 bis unter 70	Schwere Beeinträchtigung
4	70 bis unter 90	Schwerste Beeinträchtigung
5	90 bis 100	Schwerste Beeinträchtigung mit besonderen Anforderungen an die Versorgung

Bis 2017 war der Pflegegrad 1 bei Kindern nicht vorgesehen. Jetzt bezeugt er eine geringe Beeinträchtigung der Selbstständigkeit.[32]

Kinder unter 18 Monate

Module wie ›Mobilität‹, ›Geistige und kommunikative Fähigkeiten‹ und ›Selbstversorgung‹, die bei Erwachsenen geprüft werden, fallen raus.

Ein wichtiger Aspekt bei Kindern ist allerdings die Nahrungsaufnahme und inwiefern das Kind hier durch Erkrankung oder Behinderung Hilfe benötigt.

Kinder von 18 Monaten bis 11 Jahre

Im Vergleich zu Gleichaltrigen werden nur Module wie ›Mobilität‹, ›Geistige und kommunikative Fähigkeiten‹ und ›Selbstversorgung‹ sowie ›Gestaltung des Alltagslebens und soziale Kontakte‹ geprüft.

Kinder von 11 bis 18 Jahren

Die Einschätzung der Pflegebedürftigkeit von Kindern zwischen 11 und 18 Jahren werden wie bei Erwachsenen geprüft.

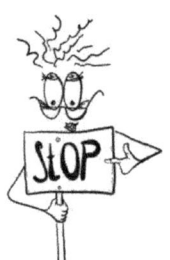

Bitte sei **niemals allein** mit deinem Kind, wenn der MDK zur Begutachtung kommt. Hole dir einen Zeugen dazu, und wenn es eine Freundin oder ein Nachbar ist.

---

[32] https://www.pflegegrad12345.de/pflegegrad-1-bei-kindern/

Pflegetagebuch

Für die Kleinsten, die noch nicht einmal 18 Monate alt sind, gibt es Sonderregeln, denn hier ist die Einschätzung der Pflegebedürftigkeit extrem schwierig. Auch für Kinder, die eine psychische Erkrankung haben, ist es elementar wichtig, den gesamten Tagesablauf festzuhalten.

Aber auch für die Jugendlichen, die unter psychischen Problemen und/oder Erkrankungen leiden, sollten der Tagesablauf oder zumindest besondere Vorkommnisse schriftlich festgehalten werden.

Eltern sollten hier auf jeden Fall ein **Pflegetagebuch führen** und **alles dokumentieren**, was das Kind an Hilfe braucht.

Die Einstufung erfolgt bei Kleinkindern grundsätzlich einen Pflegegrad höher als bei älteren Kindern oder auch Erwachsenen.

In dem Pflegetagebuch sollte auf jeden Fall festgehalten werden, welche Medikamente das Kind benötigt, was es an Therapien und Pflege braucht und wie sich das Kind verhält. Bei älteren Kindern bzw. Teenagern gehören auch Notizen über die Schulfähigkeit in das Pflegetagebuch, denn oft müssen die Betroffenen aus der Schule abgeholt werden, weil sie **nicht >schulfähig<** sind.

Zuzahlungsfreie Pflegehilfsmittel

Eltern mit pflegebedürftigen Kindern sind in den meisten Fällen finanziell mehr belastet als Eltern mit gesunden Kindern. Es gibt viele Pflegedienste, die unterstützend helfen können, zum Beispiel indem sie auch **zuzahlungsfreie Pflegehilfsmittel – bis zu 40 Euro im Monat** – anbieten. Dazu zählen Einmalhandschuhe, Bettschutzeinlagen, Hände- und Flächendesinfektionsmittel und anderes.

Wenn die Wohnung nicht mehr passt

Auch bei Kindern, die zum Beispiel durch einen Unfall im Rollstuhl sitzen und nicht in einer rollstuhlgerechten oder auch barrierefreien Wohnung leben, gibt es einmalig bis zu **4.000 Euro** für notwendige Umbaumaßnahmen.

Rollstuhlgerecht bedeutet nach der DIN 18040 Teil 2, dass die Türen in der Wohnung mindestens 90 cm breit sind, während beim ›barrierefreien‹ Wohnen dieselbe Normvorschrift dafür sorgt, dass Menschen mit Behinderung das Gebäude und/oder die Wohnung bei einer Türbreite von 80 cm ohne besondere Erschwernis und grundsätzlich ohne fremde Hilfe nutzen und betreten können.

Wohnungsanpassung

Manchmal ist es notwendig, dass man die Wohnung nach einem plötzlichen Eintritt der Pflegebedürftigkeit oder auch bei schleichendem Prozess umbaut.

Ich habe als Journalistin über ein Projekt berichtet, welches in Zwickau von mehreren Firmen auf die Beine gestellt worden war, und zwar das **›Ubineum‹**. Dort kann man seit vielen Jahren die Möglichkeiten anschauen, die zum Beispiel ein ›Smart Home‹ so bieten kann.

Ein **›Smart Home‹** ist ein intelligentes Zuhause, eine Wohnung, die so ausgerüstet wurde, dass man viele (elektronische) Erleichterungen darin findet.

In der Musterwohnung des ›Ubineums‹, die man übrigens auch besichtigen kann, gibt es zum Beispiel einen Deckenlift, mit dem man vom Wohnzimmer bis ins Bad zur Badewanne fahren kann, ähnlich wie ein Skilift. Auch gibt es eine mit ›Alexa‹ umfunktionierte Küche.

›Alexa‹ ist künstliche Intelligenz, eine Sprachassistentin, die von Amazon entwickelt wurde, um nicht nur diverse Fragen zu beantworten, sondern auch Geräte im Haushalt zu steuern. Es ist also möglich, mithilfe der künstlichen Intelligenz von Amazon per Sprachsteuerung zu befehlen, den Hängeschrank in der Küche für den im Rollstuhl sitzenden Bewohner herabzusenken, sodass dieser ganz leicht Geschirr entnehmen kann. Man kann damit Licht an- und ausschalten, Fenster automatisch vom Urlaub aus öffnen und schließen sowie Geräte wie Waschmaschinen, Mäh- oder Saugroboter aus der Ferne bedienen.

Je nach Pflegegrad und Einschränkung kann es aber auch erforderlich sein, einen Treppenlift oder eine Türverbreiterung einzubauen oder das Badezimmer derart umzugestalten, dass man zum Beispiel der Badewanne eine Tür verpasst, damit man nicht mehr über den Rand steigen muss.

Sinn dieser Wohnumfeldverbesserung ist es, dem Pflegebedürftigen die Selbstständigkeit weitestgehend zu ermöglichen.

Bis zu 4.000 Euro können von der Pflegekasse hierfür beantragt werden, auch wenn ein Umzug in eine neue Wohnung erforderlich sein sollte. Den Zuschuss gibt es grundsätzlich nur einmal, auch wenn mehrere Einzelschritte für den Umbau erforderlich sind. In Ausnahmefällen kann ein Zuschuss erneut beantragt werden.

Beginne den Umbau in deiner bzw. der Wohnung des Pflegebedürftigen erst dann, wenn der **Antrag genehmigt** wurde.

Pflegedoof®

Vollmachten – wer hat volle Macht?

Holen wir das nächste Sorgenpäckchen aus dem Problemsäckchen und widmen wir uns den möglichen Vollmachten.

Wie das Wort schon sagt, geht es darum, dass jemand einem anderen die ›volle Macht‹ überträgt. Das kann sowohl Entscheidungen als auch Handlungen betreffen.

Schauen wir uns die Möglichkeiten einmal an.

Vorsorgevollmacht

Der Mensch ist (leider) nicht unverletzlich und somit kann es immer Situationen geben, durch die jemand in eine Lage rutscht, in der er oder sie sich nicht mehr selbst versorgen oder Entscheidungen treffen kann.

Weder Kinder noch Ehepartner oder Eltern von volljährigen Kindern sind automatisch bevollmächtigt.

Liegt keine ›Vorsorgevollmacht‹ vor, wird ein Betreuer vom Gericht benannt und kontrolliert. Das bedeutet, der Betreuer muss dem Betreuungsgericht einmal im Jahr einen Bericht zusenden. Das Gericht prüft dann, ob der Betreuer richtig und gut für die betreute Person gehandelt hat.

Welche Möglichkeiten hast du?

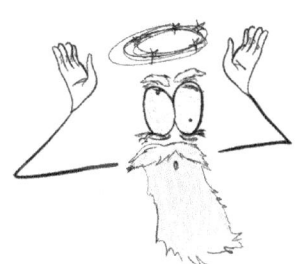

- ✓ Vermögenssorge
- ✓ Personensorge
  - + Betreuungsverfügung
  - + Patientenverfügung

Sobald jemand 18 Jahre alt ist, ist er voll **geschäftsfähig** und damit auch vollumfänglich für sich verantwortlich.

Was aber passiert, wenn man durch Unfall, Krankheit oder andere plötzlich auftretende Ereignisse nicht mehr in der Lage ist, für sich selbst zu sorgen?

Ab 18 Jahren darf **jeder** für eine von ihm ausgesuchte geschäftsfähige Person für alle Angelegenheiten oder nur für bestimmte Teilbereiche eine Vollmacht ausstellen. Geschäftsfähige Personen sind andere Personen ab 18 Jahren. Ist so eine wirksame Vollmacht erteilt worden, wird kein Betreuer beim Betreuungsgericht bestellt.

Bitte stelle so eine Vollmacht nur Personen aus, denen du 100-prozentig vertrauen kannst. In der Regel sind das die Eltern. Solltest du jedoch mit ihnen zerstritten sein oder sind sie bereits verstorben, könntest du auch deiner Partnerin diese Vollmacht ausstellen. Nach einer Trennung solltest du die Vollmacht jedoch dringend abändern.

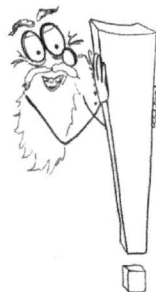

So eine Vollmacht ist nur wirksam, solange die bevollmächtigte Person die Vollmachtsurkunde besitzt und bei Rechtsgeschäften auch das **Original vorlegen** kann.

Du als Vollmachtgeber und die bevollmächtigte Person sollten beide auf der Vollmachtsurkunde unterschreiben. Du kannst die Vollmachtsurkunde auch aufteilen und einzelne Bereiche mehreren Personen zuordnen. Möchtest du also deiner Tochter deine Bankgeschäfte anvertrauen, weil sie gut mit Geld umgehen kann, und deinem Neffen die Personensorge, weil du weißt, dass er mit mehr Feingefühl vorgeht, legst du das so fest.

Lasse dich von einem **Notar** beraten und unterstützen.

Beim Bundesministerium der Justiz findest du einen Vordruck für so ein Vollmachtformular.[33]

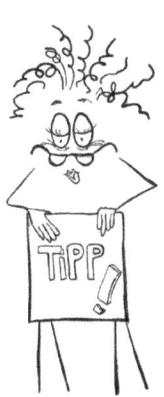

Wenn mehrere Personen in der Vollmachtsurkunde benannt werden, achte darauf, dass jede Person auch **allein bestimmen** kann. Wenn das nicht der Fall ist, können nur alle gemeinsam entscheiden und handeln. Wenn es dann keine Einigung gibt, ist eine Handlung ausgeschlossen

Vorsorgevollmacht für Minderjährige?

Gehen wir davon aus, dass du mehrere Kinder hast, eins davon ist noch minderjährig. Dein minderjähriges Kind ist beschränkt geschäftsfähig, also zwischen 7 und 17 Jahre alt. Trotzdem möchtest du eine Vorsorgevollmacht ausstellen, denn man kann ja nie wissen, was die Zukunft bringt.

Jetzt hast du aber eben gelesen, dass man als Bevollmächtigte(r) geschäftsfähig sein muss.

---

[33] https://www.bmj.de/SharedDocs/Downloads/DE/Service/Formulare/Vorsorgevollmacht.html;jsessionid=B26E620B4BF9C1FCC4902EEF4436BA14.2_cid297?nn=6765634&cms_dlConfirm=true

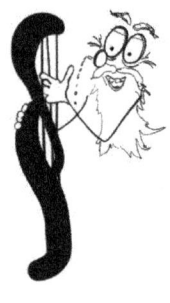

Lässt das Gesetz Ausnahmen zu?

Ja.

In den §§ 106 ff., 165 BGB ist die Vertretung zulässig, auch wenn sie weniger sinnvoll ist, denn der beschränkt geschäftsfähige Bevollmächtigte darf natürlich auch nur bestimmte Rechtsgeschäfte anstreben.

Jetzt kommt hier der kleine **Hasenfuß**: Du kannst zwar dein **minderjähriges Kind** in der Vorsorgevollmacht mit benennen, aber ohne eine Ausfertigung/Kopie einer solchen kann es keine Vertretungsgeschäfte für dich machen. Diese Ausfertigung darf der Notar jedoch erst überreichen, wenn der Bevollmächtigte sein 18. Lebensjahr vollendet hat, also volljährig ist.

Man spricht von einer **>Ausfertigungssperre<**.

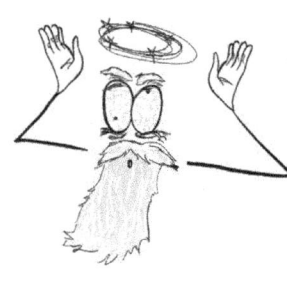

Wenn dir also morgen etwas passiert, dann kann es für dich zwar besser sein, wenn du deine Vorsorgevollmacht auf den Schultern mehrerer Kinder verteilt hast, aber wenn noch ein Kind minderjährig ist, kann es erst für dich handeln, wenn es volljährig ist.

Vollmachten - wer hat die volle Macht?

Vermögenssorge

Zur ›Vermögenssorge‹ gehören die **Vermögensverwaltung** von Immobilien, Firmen sowie Bankgeschäfte.

Was kannst du zum Beispiel festlegen[34]?

✓ Verwaltung von Vermögen
✓ Abgabe von Erklärungen
✓ Anträge stellen und zurücknehmen
✓ Verfügung über Vermögensgegenstände
✓ Annahme von Zahlungen und Wertgegenständen
✓ Eingehen von Verbindlichkeiten
✓ Vertretung im Geschäftsverkehr mit Kreditinstituten
✓ Schenkungen vornehmen (die einem Betreuer rechtlich gestattet sind)
✓ Abgabe von Willenserklärungen bezüglich Konten, Depots und Safes

Personensorge

Die ›Personensorge‹ umfasst **medizinische Behandlungen** genauso wie die **Bestimmung des Aufenthaltsortes**. So wie Eltern bei dem gemeinsamen Sorgerecht über den Aufenthaltsort ihrer Kinder entscheiden dürfen, ist dies bei der Vorsorgevollmacht im Bereich der Personensorge auch der Fall.

---

[34] Ein Dokument mit exaktem Wortlaut der Vorsorgevollmacht des Bundesministeriums für Justiz kannst du dir runterladen: https://www.bmj.de/SharedDocs/Downloads/DE/Service/Formulare/Vorsorgevollmacht.html;jsessionid=B26E620B4BF9C1FCC4902EEF4436BA14.2_cid297?nn=6765634&cms_dlConfirm=true

Pflegedoof®

Was kannst du bei der Personensorge festlegen?

1. Gesundheitssorge/Pflegebedürftigkeit[35]

✓ Regelung von Angelegenheiten der Gesundheitssorge wie zum Beispiel ambulante oder (teil-)stationäre Pflege

✓ Einwilligung/Ablehnung in Untersuchungen des Gesundheitszustands, Heilbehandlung oder ärztliche Eingriffe

✓ Entscheiden über den Abbruch dieser Maßnahmen bei Gefahr des Sterbens oder dauernden Gesundheitsschäden (§ 1904 Absatz 1 und 2 BGB)

✓ Einsehen von Krankenunterlagen

✓ Herausgabe von Krankenunterlagen an Dritte

✓ Schweigepflichtentbindung

✓ Einwilligung in freiheitsentziehende Unterbringung (§ 1906 Absatz 1 BGB)

✓ Einwilligung in freiheitsentziehende Maßnahmen (zum Beispiel Bettgitter, Medikamente und Ähnliches) in einem Heim oder in einer sonstigen Einrichtung (§ 1906 Absatz 4 BGB)

✓ Einwilligung in ärztliche Zwangsmaßnahmen (§ 1906a Absatz 1 BGB)

✓ Entscheidung über Verbringung zu einem stationären Aufenthalt in einem Krankenhaus, wenn eine ärztliche Zwangsmaßnahme in Betracht kommt (§ 1906a Absatz 4 BGB)

2. Behördenangelegenheiten

✓ Vertretung bei Behörden, Versicherungen, Renten- und Sozialleistungsträgern inkl. datenschutzrechtlichen Einwilligungen

---

[35] Den exakten Wortlaut der Vorsorgevollmacht findest du auf der Webseite des Bundesministeriums für Justiz: https://www.bmj.de/SharedDocs/Downloads/DE/Service/Formulare/Vorsorgevollmacht.html

114

3. Aufenthalt und Wohnungsangelegenheiten

✓ Bestimmung über den Aufenthalt
✓ Rechte und Pflichten aus dem Mietvertrag der Wohnung wahrnehmen einschließlich einer Kündigung sowie Auflösung des Haushalts
✓ Abschließen und Kündigen eines neuen Wohnungsmietvertrags
✓ Abschließen und Kündigen eines Vertrags nach dem Wohn- und Betreuungsvertragsgesetz (Vertrag über die Überlassung von Wohnraum mit Pflege- und Betreuungsleistungen; ehemals: Heimvertrag)

4. Post und Fernmeldeverkehr

✓ Post entgegennehmen, öffnen und lesen (gilt auch für den elektronischen Postverkehr)
✓ Entscheidung über alle elektronischen Kommunikationsformen
✓ Abgabe von allen hiermit zusammenhängenden Willenserklärungen (zum Beispiel Vertragsabschlüsse, Kündigungen)

5. Vertretung vor Gericht

✓ Vertretung gegenüber Gerichten sowie Vornahme von Prozesshandlungen aller Art

6. Untervollmacht

✓ Erteilung von Untervollmacht

7. Betreuungsverfügung

✓ Hier kannst du schreiben: »Falls trotz dieser Vollmacht eine gesetzliche Vertretung (›rechtliche Betreuung‹) erforderlich sein sollte, bitte ich, die oben bezeichnete Vertrauensperson als Betreuer zu bestellen.«

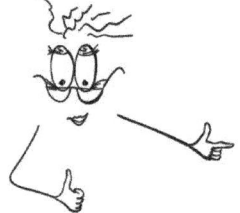

Bitte denk am Ende des Dokuments an den Satz: »Die Vollmacht gilt über den Tod hinaus.«

Wer, wie, was, warum?

So eine Vorsorgevollmacht bekommt man dank Internet mittlerweile auf vielen Plattformen als Vordruck bzw. zum Download. Auch das Bundesministerium für Justiz stellt so ein Formular zur Verfügung.[36] Dieses Dokument druckst du dir aus, füllst es aus und unterschreibst es am Ende. Du kannst die Vollmacht auch handschriftlich verfassen. Dies hat man zugelassen, damit jeder Bürger unabhängig von finanziellen oder organisatorischen Hürden so eine Vollmacht erstellen kann. Wenn du sie nur digital erstellst, musst du sie digital unterzeichnen, damit sie auch wirksam ist.

Die ausgefüllte und unterschriebene Vorsorgevollmacht sollte man über die ›Bundesnotarkammer‹ beim Vorsorgeregister

---

[36] https://www.bmj.de/SharedDocs/Downloads/DE/Service/Formulare/Vorsorgevollmacht.html;jsessionid=788AF690475C5C4E82BA7735093D8BD7.1_cid289?nn=6765634

registrieren lassen, was man mittlerweile auch online machen kann.

Die Bundesnotarkammer führt im Auftrag des Gesetzgebers das >Zentrale Vorsorgeregister< (ZVR).

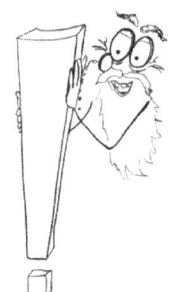

Betreuungsgerichte können im Ernstfall ganz schnell überprüfen, ob du im Vorsorgeregister einen für dich Bevollmächtigten genannt hast, und verzichten dann auf die öffentliche Bestellung von Betreuern.

Es ist keine notarielle Beurkundung notwendig, solange keine Immobilien ins Spiel kommen. Allerdings können die Bevollmächtigten auch keine Kredite im Namen des Vollmachtgebers aufnehmen, weil eine nicht beurkundete Vorsorgevollmacht nicht ausreicht.

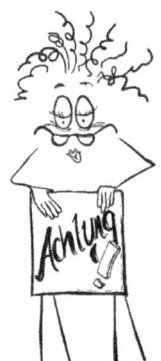

Wenn der Vollmachtgeber über Immobilien verfügt und deren Verwaltung oder Eigentumsfragen in der Vollmacht geregelt werden sollen, muss ein Notar eingeschaltet werden, da Verträge über Grundstücke, das Vermögen und den Nachlass gemäß § 311b BGB zwingend notariell beurkundet werden müssen.

Die ausgefüllte und unterschriebene Vollmacht kannst du entweder direkt unter www.vorsorgeregister.de hochladen oder an die Bundesnotarkammer per Post schicken.

Pflegedoof®

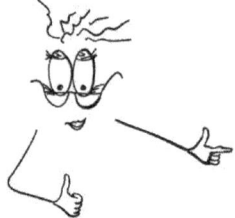

Bundesnotarkammer
Zentrales Vorsorgeregister
Postfach 08 01 51
10001 Berlin

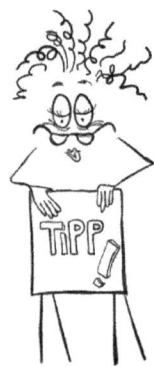

Registriere nicht nur deine Vorsorgevollmacht, sondern hinterlege sie auch gleich **digital**. Wenn Vertrauenspersonen oder Ärzte darauf zugreifen können sollen, muss sie digital hinterlegt sein, ansonsten können nur Betreuungsgerichte die Registrierung einsehen.

Kosten der Vorsorgevollmacht

Die **Grundgebühr** der Registrierung beim Vorsorgeregister beläuft sich für private Antragsteller seit 01.01.2022 auf 26 Euro.

Die Grundgebühr für notarielle und nicht notarielle Vielmelder (also institutionelle Nutzer) liegt bei 23,50 Euro.[37]

Die **>öffentliche Beglaubigung<** durch einen Notar liegt bei etwa 20 bis 80 Euro. Diese wird nur geringfügig günstiger, wenn die Beglaubigung über die Betreuungsbehörde vorgenommen wird. Man rechnet etwa mit 10 Euro pro Dokument beziehungsweise 1 Euro/Seite. Dabei gilt immer der höhere Betrag.

---

[37] Stand März 2022, Gebührenverzeichnis Nr. 10 VRegGebS

Vollmachten – wer hat die volle Macht?

Die Kosten beim Notar für die >notarielle Beurkundung< liegen – je nach Vermögen – bei mindestens 60 Euro und höchstens 1.735 Euro.

Zu welchem Notar du gehst, spielt keine Rolle, denn die **Preise sind bundesweit einheitlich** über das Gerichts- und Notarkostengesetz geregelt.

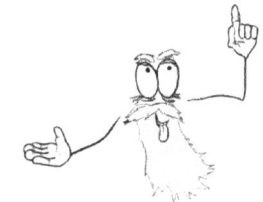

Wenn du unsicher bist, was für Kosten auf dich zukommen, kannst du auch vorher die Notariatsfachangestellte des Notars deiner Wahl fragen oder im Internet über einen Notarkostenrechner die Gebühr ermitteln.[38]

Was ist eine Beglaubigung?

Wenn es in der Vorsorgevollmacht darum geht, dass der Bevollmächtigte im Ernstfall dein Haus oder deine Eigentumswohnung verkaufen dürfen soll, muss die Vollmacht mindestens öffentlich beglaubigt werden. Das dürfen neben einem Notar auch Betreuungsbehörden machen. Sie prüfen aber nicht den Inhalt der Vorsorgevollmacht, sondern bestätigen lediglich, dass die Unterschrift von dir stammt.

Was ist eine Beurkundung?

Eine Beurkundung wird ausschließlich bei einem Notar gemacht. Dieser erklärt den Beteiligten im Detail, was die Vorsorgevollmacht für Rechtsfolgen herbeiführen kann, und beantwortet alle

---

[38] zum Beispiel: https://www.sommerfeld-majka.de/notar/notarkostenrechner/notarkosten-vorsorgevollmacht-mit-patientenverfuegung/#f1p1.

Fragen. Damit kann jeder davon ausgehen, dass der Vollmachtgeber und auch -nehmer sich bewusst darüber sind, welche Tragweite die in der Vorsorgevollmacht getroffenen Entscheidungen haben. Hiermit kann man dann zum Beispiel auch, sofern das geregelt ist, erlauben, dass ein Kredit aufgenommen werden darf. Dies wäre erforderlich, wenn zum Beispiel hohe Behandlungskosten nur mithilfe eines Kredits gestemmt werden können oder der Umzug in ein Pflegeheim anderweitig nicht bezahlt werden könnte.

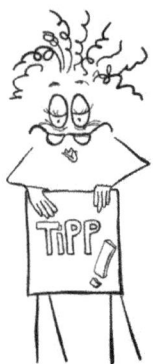

Es gibt **Rechtsschutzversicherungen**, die die Abwicklung einer solchen Vollmacht komplett übernehmen. Wenn du eine Rechtsschutzversicherung hast, frage unbedingt nach, ob die Vorsorgevollmacht inklusive Registrierung übernommen wird.

Häufigste Irrtümer

Irrtum 1: Vorsorgevollmachten regeln die Gesundheitsvorsorge

Während man mit einer Vorsorgevollmacht scheinbar alle Punkte in der Gesundheitssorge regeln kann, so ist doch nicht alles abgedeckt. Bei der Vorsorgevollmacht entscheidet der Bevollmächtigte im Notfall über dich.

In der Patientenverfügung kannst du selbst festlegen, welche medizinischen und pflegerischen Maßnahmen du absichern möchtest, unabhängig von der Meinung anderer. Sie wirkt erst, wenn der Notfall eingetreten ist und du zum Beispiel durch Unfall oder Krankheit nicht mehr in der Lage bist, etwas zu entscheiden.

Irrtum 2: Widerruf ist nicht möglich

Du kannst deine Vorsorgevollmacht jederzeit und ohne Angabe von Gründen widerrufen. Das ist sinnvoll, wenn man sich mit dem Bevollmächtigten überworfen hat oder sich deine Vorsorgewünsche geändert haben.

Bitte **vernichte** in jedem Fall deine alte Original-Vorsorgevollmacht und informiere alle Stellen, bei denen diese hinterlegt ist, wie zum Beispiel Banken, Gerichte usw.

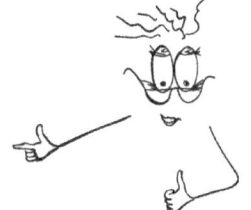

Irrtum 3: Ehepartner sind automatisch bevollmächtigt

Viele denken, weil sie verheiratet sind, ist der Partner automatisch vertretungsberechtigt. Das ist falsch.

Automatisch geht das nur für Eltern, die für ihre minderjährigen Kinder Angelegenheiten zu klären haben. Möchtest du also, dass dein Ehepartner dich vertritt, braucht ihr eine Vorsorgevollmacht.

Irrtum 4: Eine Kopie reicht aus

Eine Vorsorgevollmacht ist **nur im Original wirksam**, und zwar aus einfachem Grund: Wenn jemand nur eine Kopie oder ein Foto vorlegen kann, kann der andere, der mit dir etwas regeln soll, nicht wissen, ob die Vollmacht noch gültig ist oder bereits widerrufen wurde.

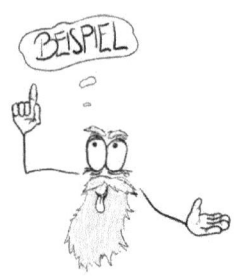

Nehmen wir an, du bevollmächtigst deinen Sohn. Leider gerät der auf die schiefe Bahn. Wenn jetzt nur eine Kopie ausreichen würde, dann könnte er, weil er in Geldnöten steckt, mit der Kopie der Vollmacht zur Bank gehen und dein Geld von deinem Konto abheben, obwohl du quietschfidel auf den Malediven am Strand liegst, Cocktails schlürfst und die Vollmacht schon lange widerrufen hast.

Irrtum 5: Vorsorgevollmacht gilt erst im Ernstfall

Leider ist es so, dass so eine Vorsorgevollmacht sofort gültig ist, sobald sie unterzeichnet ist. Wenn du das Risiko einschränken möchtest, dass zum Beispiel dein Konto leergeräumt wird, kannst du in der Vollmacht festhalten, dass zusätzlich zum Original ein ärztliches Attest von dir als Vollmachtgeber mit vorgelegt werden muss, in dem dein Gesundheitszustand dargelegt wird. Wenn der Vollmachtnehmer kein Ass in Urkundenfälschung ist, führt das zumindest zu einer Verzögerung.

Irrtum 6: Man braucht einen Notar

Deutsche lieben Gesetze und sichern sich gerne ab. Der Notar ist jedoch nur erforderlich, wenn du in der Vorsorgevollmacht deine Immobiliengeschäfte regeln möchtest, denn für Immobilienangelegenheiten ist immer zwingend ein Notar einzubinden.

Irrtum 7: Alle Bankgeschäfte sind abgedeckt

Erkundige dich bitte bei deiner Bank, ob sie Bankgeschäfte mit einer reinen Vorsorgevollmacht zulassen oder ob du zusätzlich zum Beispiel vor Ort mit deiner Vertrauensperson eine Bankvollmacht erteilen sollst.

Bei manchen Banken gelten interne Regeln, die nur Bankgeschäfte mit Bevollmächtigten zulassen, wenn diese als Betreuer vom Betreuungsgericht bestellt sind. Grundsätzlich ist das falsch, doch den Ärger hast du trotzdem, wenn es so weit ist. Kümmere dich lieber früher als zu spät.

Irrtum 8: Mein Vermögen kann Flügel kriegen

Es könnte der Gedanke aufkommen, dass deine Vertrauensperson dein Vertrauen missbraucht und dein Vermögen verschenkt, weil er oder sie zum Beispiel plötzlich der Meinung ist, die Wale müssen von deinem Geld gerettet werden.

Dafür reicht eine normale Vorsorgevollmacht nicht aus. **Das** ist nur mit einer **Generalvollmacht** möglich.

Schenkungen kannst du übrigens verbieten oder begrenzen.

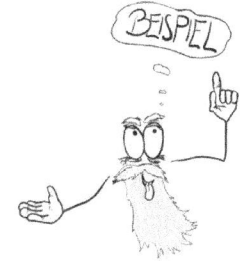

Wenn du regeln möchtest, dass deine Enkelkinder jedes Weihnachtsfest von dir 500 Euro bekommen, schreibst du das in die Vorsorgevollmacht und dein Bevollmächtigter kann dann diese Schenkung für dich regeln.

Irrtum 9: ›In-sich-Geschäfte‹ sind möglich

Nehmen wir an, du bist der Bevollmächtigte einer Vorsorgevollmacht. Weihnachten steht vor der Tür und du willst dir selbst etwas von dem Geld deines Vaters, der dir die Vollmacht gegeben hat, schenken.

Dann handelt es sich um ein ›In-sich-Geschäft‹.

Das ist nach § 181 BGB grundsätzlich verboten, weil man vermeiden möchte, dass hier jemand handelt, der einen Interessenkonflikt hat oder sich ›rechtsmissbräuchlich‹ verhält.

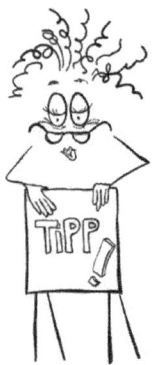

Wenn du möchtest, dass deine Vertrauensperson sich von deinem Geld regelmäßig etwas zum Geburtstag oder zu Weihnachten schenkt, dann gibt deinen Willen in der Vorsorgevollmacht an, zum Beispiel indem du den Bevollmächtigten von dem ›Verbot des Selbstkontrahierens‹ befreist.

Irrtum 10: Vollmacht erlischt mit dem Tod des Verfassers

Eine Vorsorgevollmacht ist bis zum Widerruf gültig. Wie verhält es sich aber im Todesfall? Eine ›normale‹ Vollmacht erlischt mit dem Tod. Eine Vorsorgevollmacht kann man jedoch ›transmortal‹ ausstellen, also mit dem schriftlichen Zusatz, dass sie **über den Tod hinaus** gelten soll.

Tritt der Erbfall ein, muss das Nachlassgericht das Testament eröffnen. Sobald der Erbe den Totenschein hat, kann damit der Erbschein beim Nachlassgericht beantragt werden. Das kann schon mal ein paar Wochen dauern. In der Zwischenzeit kann der Hinterbliebene **nicht** über das Erbe verfügen.

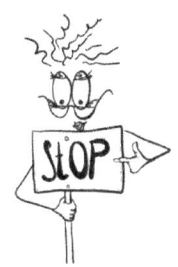

Gerade bei Bankgeschäften kann es sinnvoll sein, wenn der Hinterbliebene zum Beispiel die Beerdigung mit dem Geld des Verstorbenen bezahlen möchte/muss. Hat man hier keine ›Vollmacht über den Tod hinaus‹, kann man sich drehen und wenden, die Bank lässt den Hinterbliebenen nicht ans Geld. Da Banken oft nicht einmal Vorsorgevollmachten akzeptieren, sollte unbedingt in solchen Fällen eine extra Bankvollmacht über den Tod hinaus beim Bankinstitut hinterlegt werden. Auch dieser ›transmortale Zusatz‹ braucht nicht vom Notar beurkundet werden.

Betreuungsverfügung

Wenn **keine Vorsorgevollmacht** auffindbar oder beim Vorsorgeregister hinterlegt ist, bestellt im Ernstfall – also wenn die betroffene Person sich nicht mehr selbst versorgen kann – das Betreuungsgericht einen rechtlichen Betreuer. Gleichzeitig legt es fest, was der Betreuer alles für Aufgaben abdecken soll.

Gemeint ist hier niemand, der mit der pflegebedürftigen Person Händchen hält, sich physisch um sie kümmert, den Alltag schmeißt und im Wohnbereich des Betreuten herumspringt.

Der Betreuer soll sich um alle rechtlichen Belange kümmern. Dabei soll so ein Betreuer möglichst nach den Wünschen der pflegebedürftigen Person handeln – wie das ein Fremder erledigen kann, ist mir persönlich jedoch schleierhaft. Gleichzeitig ist das natürlich wichtig für diejenigen, die keine Anverwandten haben.

Findet sich kein ehrenamtlicher Betreuer, greift das Gericht auf Berufsbetreuer zurück.

Es gibt tatsächlich Vereine, denen man beitreten und sich als ehrenamtlicher Betreuer engagieren kann. Gerade für Menschen, die den großen Wunsch in sich spüren, anderen zu helfen und sich sozial zu betätigen, ist das eine tolle Möglichkeit. Die Aufwandsentschädigung ist mit 399 Euro/Jahr relativ gering angesiedelt, daher sollten die Kommunikationsfreude und persönliches Engagement im Vordergrund stehen. In den Vereinen gibt es meistens entsprechende Schulungen und Fortbildungen.

Nähere Infos bietet zum Beispiel die Broschüre des Niedersächsischen Justizministeriums.[39]

Der **Aufgabenbereich des Betreuers** kann zum Beispiel folgende Bereiche umfassen:

✓ Vermögenssorge (Kontoverwaltung, Bankgeschäfte)
✓ Gesundheitssorge (Arztgespräche, Einwilligung in medizinische Eingriffe)
✓ Aufenthaltsbestimmung (Heim- oder Krankenhauseinweisung)
✓ Wohnungs-/Heimangelegenheiten
✓ Behördenangelegenheiten (Anträge stellen …)

---

[39] https://www.mj.niedersachsen.de/themen/zivilrecht_oeffentliches_recht_aussergerichtliche_streitschlichtung_und_mediation/rechtliche_betreuungen/rechtliche-betreuung-10671.html

Ein Berufsbetreuer hat – je nach seiner Ausbildung und dem Vermögensstatus der Betreuten – ein **monatliches Bruttoeinkommen** von 3.000 € bis 10.550 €. Die Betreuungsbehörde prüft den Bewerber nach Geeignetheit. Wer also sein Ehrenamt zum Beruf machen möchte, ist hiermit ganz gut aufgestellt.

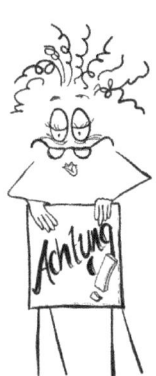

Mit einer **>Betreuungsverfügung<** kann jeder im Voraus festlegen, wen das Gericht im Notfall als rechtlichen Betreuer bestellen soll. Das Gericht ist in diesem Fall auch an die Wahl gebunden und darf sich nicht darüber hinwegsetzen – sofern sie nicht dem Wohl der zu betreuenden Person zuwiderläuft. Natürlich kann man in so einer ›Betreuungsverfügung‹ auch festlegen, wer auf gar keinen Fall die Betreuung übernehmen soll.

Möglich sind auch inhaltliche Vorgaben, wenn Wünsche oder auch Gewohnheiten respektiert werden sollen.

Problem: keine Heimunterbringung - und nun?

Machen wir uns nichts vor, es ist durchaus möglich, dass wir uns nicht in der Lage sehen, die Pflege unserer Eltern zu übernehmen. Aber was machen wir, wenn sich die Eltern oder ein Elternteil vehement gegen die Heimunterbringung wehren?

Gehen wir also davon aus, es gibt eine Betreuungsverfügung, in der auch das Aufenthaltsbestimmungsrecht geregelt ist. Und der Vollmachtgeber, der sich nicht mehr selbst versorgen kann, hat schriftlich festgehalten, dass er auf keinen Fall in ein Pflegeheim will.

Und nun?

Vor dieser Herausforderung stehen nicht nur Angehörige, sondern natürlich auch Betreuer.

Jetzt halte dich fest:

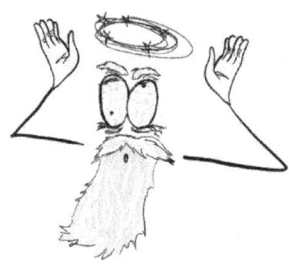 Es gibt **keine** rechtliche Grundlage für eine Genehmigung einer zwangsweisen Unterbringung des Betreuten in einem Heim.[40]

Solange sich der Betreute noch äußern kann, scheidet eine Unterbringung gegen seinen Willen in einem Heim aus.

Die Angehörigen oder auch der Betreuer müssen in diesem Fall die Versorgung sicherstellen. Passiert dann etwas, kann der Betreuer/Angehörige auch nicht im Schadensfall belangt werden.

Zu Unfällen kann es auch in einem Pflegeheim kommen. Das gehört bei uns Menschen zum Lebensrisiko dazu.

Erst dann, wenn der Betreute wegen einer psychischen Krankheit oder geistigen Behinderung nicht (mehr) einsichtsfähig ist und die Gefahr der unterlassenen Hilfeleistung durch den Betreuer oder Angehörigen überwiegt, kann eine Unterbringung zulässig sein.

Patientenverfügung

Noch während wir das Päckchen aus unserem Problemsäckchen auseinandernehmen, fällt mir auf, dass einige nicht wissen, dass

---

[40] OLG Hamm, 21.10.2002, Az. 15 W 189/02, LG Hannover, 09.09.2019, Az. 4 T 70/19

es einen Unterschied zwischen einer Vorsorgevollmacht und einer Patientenverfügung gibt.

Darum gehe ich noch einmal auf beides ein.

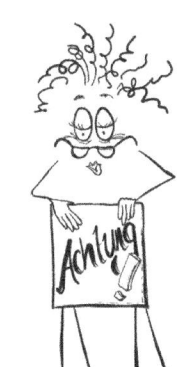

Während du bei einer **Vorsorgevollmacht**, wie oben erklärt, eine oder mehrere Vertrauenspersonen festlegst, die dich in allen oder mehreren Angelegenheiten vertreten darf/dürfen, regelt eine **Patientenverfügung** medizinische Angelegenheiten.

Wer entscheidet über medizinische Behandlungen oder lebensrettende beziehungsweise -verlängernde Maßnahmen, wenn du als Patient dazu nicht mehr in der Lage bist?

Du?

Wenn du nicht mehr ansprechbar bist, ist das problematisch.

Damit aber dein Wille zählt, gibt es eine ›Patientenverfügung‹.

In einer Patientenverfügung legst du fest, welche Therapien und Behandlungen bei dir vorgenommen werden dürfen, wenn es zu einem medizinischen Notfall kommt und du keine Entscheidungen mehr treffen kannst.

Vor allem deine Einstellung zu ›lebensverlängernden Maßnahmen‹ sind ein wichtiger Punkt, der unbedingt geregelt werden sollte. Wenn du zum Beispiel **keine** künstliche Ernährung/Beatmung oder Bluttransfusionen möchtest, musst du das auch genau so schreiben. Nur zu schreiben **›bitte keine lebensverlängernden Maßnahmen‹ reicht nicht** aus.

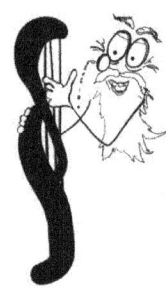 So eine Patientenverfügung muss zwingend **schriftlich** verfasst werden, das ist in § 1901a BGB geregelt.

Es wird zwar in § 1901b BGB auch geregelt, dass man so eine Patientenverfügung **mündlich** ausgesprochen haben kann, aber das muss durch Zeugen sehr glaubhaft bestätigt werden.

Wenn du so eine Patientenverfügung ausstellen willst, musst du volljährig und einwilligungsfähig sein. Das ist rechtlich der Fall, wenn du in der Lage bist, die Tragweite deiner Entscheidungen auch einzuschätzen. Hiervon geht man bei volljährigen Personen aus.

In Deutschland gibt es etwa 250 verschiedene Formulare für Patientenverfügungen. Die online verfügbaren Dokumente kann man kostenlos herunterladen.

Ein Arzt sollte stets prüfen – sofern die Zeit das erlaubt –, ob es eine Patientenverfügung zur aktuellen Lebens- und Behandlungssituation gibt. Wenn es eine gibt, so muss sich jeder danach richten.

Obwohl laut Ärzteblatt gerade Intensivmediziner die gesetzliche Regelung einer Patientenverfügung begrüßen, gibt es doch immer wieder Schwierigkeiten bei der Umsetzung.[41]

Das größte Problem sind meist vorgefertigte Textbausteine und Vordrucke, die im Ernstfall selten mit der jeweiligen Situation übereinstimmen.

---

[41] https://www.aerzteblatt.de/archiv/149204/Umgang-mit-Patientenverfuegungen-Probleme-durch-pauschale-Formulierungen

Ein weiteres Problem ist die Tatsache, dass diese Patientenverfügungen oftmals im Notfall nicht verfügbar sind. Und wenn jemand erst einmal durch Maschinen lebensverlängernde Maßnahmen bekommt, kann man diese nicht mehr so einfach abschalten.

Tipp 1

Hinterlege die Patientenverfügung im **Zentralen Vorsorgeregister der Bundesnotarkammer** (ZVR), zusätzlich gerne auch bei deinem Hausarzt oder bei einer oder mehreren Vertrauenspersonen. Leider gibt es bisher in Deutschland kein gesetzlich verbindliches Register, wie man es zum Beispiel in Dänemark vorfindet.

Tipp 2

So eine Patientenverfügung kann jederzeit formlos widerrufen werden, also mündlich, nicht zwingend schriftlich.

Tipp 3

Die Patientenverfügung ist nur im Original gültig, eine Kopie ist **nicht** ausreichend.

Tipp 4

Wenn du unsicher bist, was du alles mit hineinnehmen willst, dann kannst du dich auch an deinen Arzt wenden, der dich beraten können sollte. Hierdurch vermeidest du Fehler, denn ein Notar oder Anwalt ist in der Regel kein Arzt und kann sich durchaus bezüglich therapeutischer und diagnostischer Möglichkeiten irren.

Eine Patientenverfügung muss mögliche Erkrankungen und Behandlungen so konkret wie möglich benennen, da sie sonst im Zweifel unwirksam sein kann.[42]

Tipp 5

Achte darauf, dass du auf jeden Fall jeweils eine Regelung zu einer Akutsituation, zum Beispiel nach einem Unfall und zu einem Dauerzustand, triffst.

Tipp 6

Regele nicht nur medizinische Maßnahmen, die du im Notfall haben möchtest, sondern auch Maßnahmen, die du auf gar keinen Fall wünschst.

Tipp 7

Es ist nicht so, dass Ärzte darauf lauern, endlich den dahinsiechenden Patienten abschalten zu können. Bevor eine Therapie abgebrochen wird, werden zunächst Wege einer Therapiebegrenzung gesucht. Wird zum Beispiel in der Patientenverfügung der Wunsch geäußert, dass man seine Organe spenden möchte, kann man nicht zeitgleich die künstliche Beatmung ablehnen.

Tipp 8

Sinnvoll ist es, sowohl eine Vorsorgevollmacht als auch eine Patientenverfügung auszustellen, da es bei Unklarheiten zumindest

---

[42] Entscheidung vom Bundesgerichtshof, BGH, Az. XII ZB 61/16

deiner oder deinen Vertrauenspersonen erlaubt ist, als Bevollmächtigte über deine Gesundheit und dein Leben zu entscheiden.

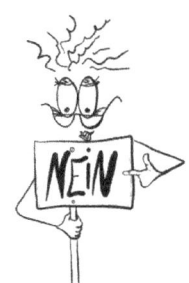

Eine Patientenverfügung ist so lange gültig, bis
sie **widerrufen** wird. Sie ist also unbegrenzt
gültig und muss nicht jährlich verlängert werden.

Betreuung oder Vormundschaft

Seit 1992 gibt es in Deutschland **keine Vormundschaft für
Erwachsene** mehr.

Volljährige können im Ernstfall einen Betreuer bekommen, wie ich
bereits weiter oben erklärt habe.

Nur minderjährige Personen werden als **>unmündig<** eingestuft. Sie können keine Rechtsgeschäfte tätigen beziehungsweise
sind diese in den meisten Fällen beschränkt.

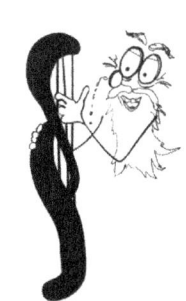

Wenn Eltern nicht (mehr) für ihre Kinder sorgen
können oder beide Elternteile verstorben sind,
wird beim Jugendamt **>von Amts wegen<**,
also ohne dass ein Antrag gestellt wird, ein
Vormund bestellt. Geregelt wird das nach §§
1773–1895 BGB. Die Person, die von einem
Vormund betreut wird, nennt man **>Mündel<**.

Der Vormund kann entweder eine Person oder das Jugendamt als
>Amtsvormund< selbst sein. Es ist auch möglich, zum Beispiel
ein Ehepaar gemeinsam zum Vormund zu bestellen. Das ist häufig
bei **>Pflegeeltern<** der Fall. Ansonsten ist man bemüht, keine

>Mitvormundschaften<, sondern **>Einzelvormund-schaften<** zu bestellen.

Der Vormund kümmert sich sowohl um das Kindeswohl als auch um die Personen- und Vermögenssorge.

Als Eltern steht es einem frei, in einem Testament, also einem **>Letzten Willen<** festzulegen, wen man im Falle des Todes für seine Kinder als Vormund einsetzen oder auch ausschließen möchte. Soweit dies nicht dem Kindeswohl widerspricht, ist das Familiengericht an die Entscheidung gebunden.

Interessant ist, dass jeder Deutsche, der vom Familiengericht zum Vormund bestimmt wird, nur wenige Gründe haben kann, um dies abzulehnen.

Ablehnungsgründe wären zum Beispiel:

↓ Der Vormund hat das 60. Lebensjahr vollendet.

↓ Der Vormund hat für mehr als 3 Personen zu sorgen.

↓ Die Familie des Vormundes würde entscheidend erschwert werden durch die Ausübung der Vormundschaft.

↓ Der Vormund wohnt zu weit vom Mündel entfernt.

↓ Der Vormund ist selbst durch Krankheit nicht in der Lage, für den Mündel zu sorgen.

↓ Der Vormund hat bereits eine Vormundschaft, Pflegschaft oder Betreuung zu versorgen.

↓ Der Vormund ist Beamter und sein Dienstherr stimmt der Vormundschaft nicht zu.

Vollmachten – wer hat die volle Macht?

Ist es nicht ein starkes Stück, dass die Behörde als Dienstherr bei Beamten die
Übernahme einer Vormundschaft versa-
gen darf?

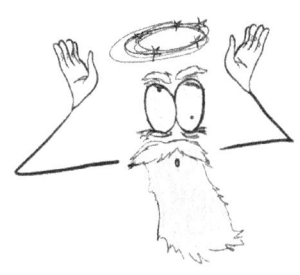

Eine Vormundschaft oder auch Betreuung
wird quasi als >Nebentätigkeit< ge-
wertet.

Ein Elternpaar verunglückt tödlich und hinter-
lässt zwei kleine Kinder. Diese Kinder hat der
verstorbene Mann in die Beziehung mitgebracht, sodass zur Schwägerin, also der
Schwester der Frau, kein Verwandtschaftsver-
hältnis besteht. Laut Testament ist die
Schwester der Frau jedoch als Vormund zu
bestellen und sie will diese Aufgabe auch unbedingt übernehmen.

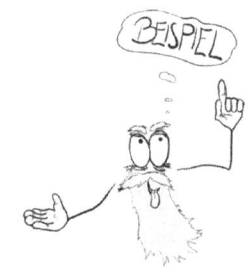

Leider arbeitet sie in einer Stadtverwaltung eines Bundeslandes
und ihr Dienstherr verweigert die Genehmigung. Natürlich kann
sie per Widerspruch dagegen vorgehen und den Rechtsweg be-
schreiten, aber hier ist fraglich, wie lange so ein Gerichtsverfahren
dauert.

Ich persönlich finde, diese Ermächtigung geht über das hinaus,
was einem Arbeitgeber – auch wenn es sich um eine staatliche
Einrichtung handelt – zustehen sollte. Ob Behörden eine solche
Genehmigung verweigern würden, ist hier rein fiktiv. Wichtig zu
wissen ist, dass die Möglichkeit per Gesetz besteht.

Negativattest

Der Vormund tätigt Rechtsgeschäfte für sein Mündel. Sobald Rechtsgeschäfte genehmigungspflichtig sind, muss das Familiengericht entscheiden, ob der Vormund das Rechtsgeschäft vornehmen darf. Hier geht es zum Beispiel um Immobiliengeschäfte oder die Erbausschlagung. Verweigert das Familiengericht die Genehmigung, erteilt es einen Bescheid, das sogenannte ›Negativattest‹. Geregelt ist das Negativtest in § 1828 BGB.

Wann endet eine Vormundschaft?

Auch das Ende einer Vormundschaft ist gesetzlich geregelt, und zwar in §§ 1882–1895 BGB.

Automatisch geschieht das, wenn

- ✓ das Mündel volljährig wird,
- ✓ die elterliche Sorge gilt,
- ✓ die minderjährige Mutter volljährig wird,
- ✓ das Mündel (rechtskräftig) adoptiert wird,
- ✓ die Eltern sich wieder um ihr Kind kümmern dürfen,
- ✓ die Eltern des Findelkindes gefunden werden,
- ✓ das Mündel stirbt.

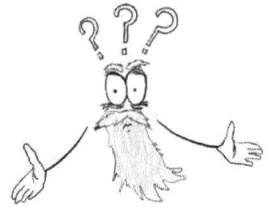

Achtung Bauernfänger

Jetzt kommt das Überraschungspaket aus dem Problemsäckchen.

Kennst du das, dass sich enorm viele Menschen darüber beschweren, dass sich die ›Alten‹ so verrückt verhalten und Verträge abschließen, vor denen sie ihre eigenen Kinder immer gewarnt haben?

Leider kommt es immer wieder vor, dass vor allem alte Menschen in ihrer Gutgläubigkeit ausgenutzt werden. Erstaunlicherweise können die Betroffenen einen hohen Bildungsstand haben und sind ein Leben lang gut durch die Vertragswelt gerutscht und landen im Alter plötzlich auf der Nase in der Falle vieler Trickbetrüger.

Ich habe mich gefragt, warum Menschen im zunehmenden Alter plötzlich so gutgläubig werden.

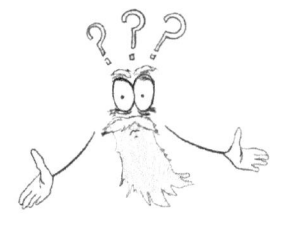

Warum können nette Besucher an der Tür klingeln und den alten Menschen zum Beispiel sechs ›wertvolle Bücher‹ für nur 24.000 Euro verkaufen?

Oder diese netten Besucher bieten an, dass die alte Dame oder der alte Herr alle Dokumente und Bücher gescannt bekommen kann, damit sie ihre wichtigen Unterlagen digitalisiert haben, und das, wo doch kaum ein älterer Mensch einen PC besitzt, geschweige denn damit umgehen kann.

Warum öffnen die Alten die Wohnungstür und lassen jeden x-beliebigen ›Heizungsmonteur‹ in die Wohnung? Und was ist mit den Spendensammlern? Oder den Enkeln, die telefonisch ihre Geldnot mitteilen und dann einen ›Freund‹ vorbeischicken, der 20.000 Euro abholt, damit der Enkel aus seiner Falle wieder herauskommt?

Viele bleiben tagsüber oder bereits ab den frühen Nachmittags-
stunden zu Hause in der eigenen Wohnung oder gehen nur noch
in Begleitung spazieren. Sie vermeiden es, Fremde anzusprechen
und sich Hilfe zu holen, oder verzichten sogar auf die Nutzung
von öffentlichen Verkehrsmitteln.

Wie oft treffe ich auf Menschen, die sich über das Verhalten ihrer
eigenen Eltern fassungslos an den Kopf greifen, weil diese jegliche
Vorsicht über Bord geworfen haben.

Und die Antwort auf dieses Phänomen ist alles andere als befrie-
digend, im Gegenteil, ich finde, sie ist sehr erschreckend, weil sie
uns alle im Alter erwischt.

Elisabeth Castle von der Universität von Kalifornien, Los Angeles,
hat hierzu geforscht und eine Reihe von Testpersonen im Alter von
20 und 84 Jahren befragt.

Ja, du liest richtig. Man hat junge und alte Menschen untersucht.

Und das Ergebnis ist niederschmetternd, denn es bedeutet, dass es
jeden von uns treffen wird, sobald wir alt werden.

Den Probanden wurden Bilder von Menschen gezeigt, die in drei
Kategorien eingeteilt waren:

1. vertrauenswürdig
2. neutral
3. nicht vertrauenswürdig

Bei den Senioren stellte sich heraus, dass sie die wenig vertrauens-
würdigen Personen als viel zu positiv einschätzten.

Die Tests wurden anschließend durch ein MRT aufgenommen, um
zu sehen, was im Gehirn der Probanden passierte.

Bei den jüngeren Menschen war die Hirnregion >Inselrinde< oder auch >anteriore Insula< aktiv, bei den Senioren dagegen waren diese Hirnregionen nur schwach oder gar nicht aktiv.

Genau diese Region benötigt der Mensch allerdings bei der Bewertung von Risiken[43] und der Empfindung von Ekel, Hunger und Durst.

Und nicht nur das, sie sorgt auch dafür, dass unser Geruchs- und Geschmackssinn funktioniert oder der Füllstand von Magen und Blase.

Je weniger diese Hirnregion aktiv ist, umso weniger werden Hunger und Durst erspürt oder der Drang zum Weg der Toilette erkannt. Auch erkennt der Betroffene kaum noch Gesichter oder kann somit deren Vertrauenswürdigkeit schlechter einschätzen.

So unglaubwürdig es nun erscheint, aber Wissenschaftler haben herausgefunden, dass wir unser Gehirn durch Meditation trainieren und verändern können, und zwar nicht nur im Kindesalter, wie man das früher dachte, sondern bis ins hohe Alter.

Hilfreich ist es daher tatsächlich, auch ältere Menschen zur >Meditation< zu bewegen, auch wenn das für einige von ihnen vielleicht noch Humbug sein mag. Nachweislich kann man durch Meditation Stress abbauen, besser schlafen und die graue Substanz im Gehirn vermehren. Meditieren kannst du bei vielen Gelegenheiten. Diese Praxis lässt sich leicht in deinen Alltag einbauen, zum Beispiel beim Gemüse schneiden und sich bewusst darauf konzentrieren oder beim Spazierengehen.

---

[43] https://www.researchgate.net/publication/233849991_Neural_and_behavioral_bases_of_age_differences_in_perceptions_of_trust

Meditation ist auch nicht schwer zu erlernen.

Was brauchst du zum Beispiel zu Hause dafür?

✓ Einen (ruhigen) Ort deiner Wahl
✓ Warme, bequeme Kleidung
✓ Eine angenehme Sitzposition
✓ Aufrechte Körperhaltung
✓ Meditation starten mit der Wahrnehmung deines Atems
✓ Gedanken ziehen lassen
✓ Meditation langsam beenden

Gerade bei alten Menschen mit Alzheimer hat man eine Vielzahl von sogenannten >Tau-Proteinen< gefunden, die sich in den Gehirnzellen ablagern und sie sogar töten.

Um diesen Tau-Proteinen den Garaus zu machen, kann man schon frühzeitig tätig werden. Man sollte mindestens 150 Minuten Sport in der Woche machen, ausreichend schlafen und Nahrungs-mittel wie Kurkuma, Omega-3-Fettsäuren, grünes Blattgemüse und Beeren zu sich nehmen, weil sie alle eine positive Wirkung auf unser Gehirn haben.

Was uns also im hohen Alter erwartet, können wir nie wissen, aber mit dem Wissen können wir zumindest etwas mehr Verständnis aufbringen, warum die Senioren so wenig emphatisch, starrköpfig oder gutgläubig sind. Ob wir es dann selbst als Betroffene besser machen, steht in den Sternen. Vielleicht erinnern wir uns dann an die neuen Studien, die mittlerweile belegen, dass wir unser Gehirn bis zum letzten Atemzug trainieren können.

Pflege im >Home Sweet Home<

Das nächste Päckchen aus dem Problemsäckchen ist ein Thema mit viel Emotionen und Fragezeichen.

Laut Gesetz hat die Pflege in den eigenen vier Wänden **immer** Vorrang zu einer Versorgung in einer stationären Pflegeeinrichtung.

Erst wenn die häusliche Pflege nicht mehr gewährleistet werden kann, gibt es einen Weg ins Heim. So die offizielle Seite.

Stellt sich für dich weder die Frage des Geldes, noch die der Bereitschaft des Pflegebedürftigen, steht es dir frei, den Weg auch gleich zu gehen, denn natürlich kann niemand zur Pflege gezwungen werden.

Aber Voraussetzung ist hier, dass du oder der Pflegebedürftige ein Pflegeheim auch aus eigener Tasche bezahlen kann.

Seit 1995 haben wir die soziale Pflegeversicherung, die vor allem pflegende Angehörige besser unterstützen soll, die ihre Familienmitglieder nicht erwerbsmäßig pflegen.

Die **Pflegepflichtversicherung** wurde für alle angestellten Bürger*innen in Deutschland eingeführt, Beamt*innen müssen eine private **>beihilfekonforme< Pflegeversicherung** abschließen.

Vorsicht Falle

Es mag einige überraschen, andere wiederum wissen genau, wovon ich spreche. Solange die Eltern quietschfidel sind, lebt jeder sein eigenes Leben und im Alltag verbringt man ab und zu Zeit miteinander – sei es wegen der Enkelkinder oder zu Festivitäten oder einfach so.

Wenn ich ›ab und zu‹ sage, rede ich von ›einmal im Monat‹, ›einmal im halben Jahr‹ oder ›einmal im Jahr‹.

Kaum werden die Eltern pflegedürftig, rutscht das Bedürfnis bei vielen Eltern, von den Kindern besucht zu werden, auf ›einmal am Tag‹ und sämtliche Hobbys scheinen sich in Luft aufgelöst zu haben.

Nun kommt es wahrscheinlich darauf an, wie viel die Eltern aufs Lebenskonto ihrer Kinder eingezahlt haben, wenn es darum geht, wie groß der selbst auferlegte Druck beim erwachsenen Kind ist, mehr Zeit für die Eltern vom eigenen Leben abzuknapsen.

Ich kenne Menschen, die sagen, ihre Eltern haben sie ein Leben lang so viel und umfangreich unterstützt, dass sie das jetzt aus emotionalen Gründen zurückgeben **müssen** und die Eltern nicht hängen lassen können. Das Müssen klingt so, als hätten sie gar keine andere Wahl.

Wiederum andere, bei denen sich die Eltern weder durch Hilfe noch durch Zeit mit Ruhm bekleckert haben, brauchen sich demnach nicht zu wundern, wenn sich die erwachsenen Kinder zum Zeitpunkt der Pflegebedürftigkeit nicht darum scheren, wie es den Eltern geht. Wer nichts auf ein Konto einzahlt, kann nichts abheben. Das **›Zeit-Hilfe-Konto‹** ist leer.

Es gibt Menschen, die haben ihre Eltern seit Jahrzehnten nicht mehr gesehen, weil diese schon sehr früh ihre narzisstischen Züge an ihren Kindern ausgetobt haben – oder auch umgekehrt, weil die Kinder narzisstische Ausprägungen zeigen. Das sind in Deutschland keine Einzelfälle.

9,4 Prozent der Bevölkerung in Deutschland leben mit Persönlichkeitsstörungen.[44] Da ist es wenig verwunderlich, dass es so einige Kinder von narzisstischen Eltern(teilen) gibt, die sich auch im Alter bei Pflegebedürftigkeit nicht verantwortlich fühlen.

Exkurs – Was ist ein Narzisst?

Nicht jeder weiß, was ein Narzisst ist, deshalb gebe ich dir hier einen kleinen Exkurs über dieses irreparable Krankheitsbild.

Ein Narzisst ist sehr selbstverliebt, geltungsbedürftig und die ganze Welt muss sich um seine oder ihre Wünsche drehen. Sie leiden an Selbstüberschätzung und mangelnder Empathie, das heißt, sie haben nullkommanull Prozent der Fähigkeit, sich in die Gefühls- und Gedankenwelt anderer hineinzufühlen. Sie haben ein ausgeprägt niedriges Selbstwertgefühl und werten sich dadurch auf, dass sie andere kleinmachen und kleinhalten. Reagiert jemand anders, als dieser Narzisst es sich wünscht, wird er zusammengestaucht, gekränkt und zurückgewiesen. Ihr Krankheitsbild ist ihnen dabei überhaupt nicht bewusst und es gibt auch nur wenige Therapeuten, die sich dieser schwierigen Aufgabe annehmen. Problematisch ist hier vor allem, dass sich der Narzisst vollkommen fühlt und aus seiner Sicht keine Therapie benötigt.

Das Suizidrisiko ist bei Narzissten sehr hoch. Jeder zehnte setzt seinem Leben selbst ein Ende.

Zurück zur Falle ...

Es hat einen Grund, weshalb ich auf die Idee kam, dieses Buch zu schreiben. Ich habe Geschichten gehört, da haben mir die Ohren

---

[44] https://www.neurologen-und-psychiater-im-netz.org/neurologie/ratgeber-archiv/artikel/narzisstische-persoenlichkeitsstoerung-oft-kombiniert-mit-weiteren-stoerungsbildern

geschlackert. Ich habe pflegende Angehörige gesehen, die sich so aufgeopfert haben, dass sie selbst erkrankt sind. Sie bekamen Krebs, Depressionen oder andere gesundheitliche Probleme.

Und egal, wie voll das >Zeit-Hilfe-Konto< ist, es nützt niemandem, sich selbst aufzugeben, damit die Eltern weniger nörgeln und mehr klammern können.

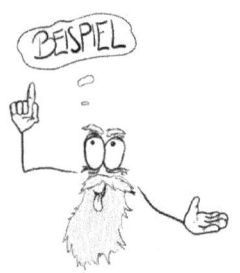

Aufopfernd

Eine junge Frau hatte eine Mutter, die bettlägerig und einen Vater, der dement war. Da die Tochter als Vollzeitbeschäftigte ihrem Beruf nachging, konnte sie ihre Eltern nur abends besuchen und hatte zwangsläufig einen Pflegedienst beauftragt.

Dieser hatte morgens und mittags die Grundpflege (Duschen, Frühstück und Co.) übernommen.

Da sie zu dem Zeitpunkt keine eigene Familie hatte, saß sie Abend für Abend bei den Eltern und unterhielt sie. Nun lernte sie jemanden kennen und kürzte die Besuche bei den Eltern ein. Allerdings saß sie heulend beim Pflegedienst, weil sie psychisch am Ende war. Sie hatte ihr eigenes Privatleben, Sport, Freunde treffen, in den Urlaub fahren, komplett auf Eis gelegt. Und jetzt besaß sie in den Augen ihrer Eltern die Frechheit und genehmigte sich ein paar schöne Stunden mit ihrem neuen Freund.

Die Eltern waren außer sich. Es brauchte lange, bis der Pflegedienst es schließlich schaffte, die junge Frau zu beruhigen und sie mental so darauf einzustellen, dass der Pflegedienst sämtliche pflegerische Tätigkeiten übernommen hatte, sodass die Tochter ›nur‹

noch zwei- bis dreimal die Woche bei ihren Eltern war, um mit ihnen zu quatschen, zu spielen oder spazieren zu gehen.

Die Wut der mental fitten Mutter war riesig, schließlich wagte sich die Tochter, auch an ihr eigenes Leben zu denken. Diese Wut bekam nicht nur die Tochter zu spüren, sondern vor allem der Pflegedienst, der jetzt öfters kam. Glücklicherweise sind Pflegekräfte meist so umfassend geschult, dass sie auch solche Attacken von Pflegebedürftigen in der Regel gut abfangen und damit umgehen können. Sie lernen also nicht nur, wie man die Körperpflege richtig durchführt oder beim Anziehen helfen kann.

An dieser Stelle spreche ich allen Pflegekräften meinen höchsten Respekt aus, denn wir können auch in unserer Gesellschaft nicht davon ausgehen, dass alle Pflegebedürftige problemlos zu pflegen sind, immerhin befinden sie sich in einer Ausnahmesituation und können je nach Schwere der Lage sehr aggressiv reagieren.

Extrembeispiele in der Pflege

Hier nun zwei extreme Beispiele, die mir von einem Pflegedienst berichtet wurden, die aber natürlich auch nur Einzelfälle sind beziehungsweise sein können:

Beispiel - obdachlos

Dass die Pflege problematisch sein kann, sehen wir vor allem in diesem Beispiel. Die Kundin eines Pflegedienstes lebte als obdachlose Alkoholikerin in einem Obdachlosenheim. Da sie stark pflegebedürftig war, hatte sie auch einen gesetzlichen Betreuer, der den Pflegedienst beauftragt hatte. Bereits die Grundpflege war ein riesiges Problem, denn die ›Dame‹ wollte sich nicht waschen lassen und zum Arzt wollte sie schon gar nicht gehen. Der Pflegedienst bekam also den Auftrag, sie zum Arzt zu bringen.

Dem Pflegedienst gelang es zunächst nicht, einen Arzt zu finden, der in dem Obdachlosenheim einen Hausbesuch machen wollte.

Nun kam also der gesetzliche Betreuer mit dem Pflegedienst zusammen in das Obdachlosenheim, damit der körperliche Zustand der Pflegebedürftigen beurteilt werden konnte.

Die Klamotten ließen sich nicht mehr vom Körper entfernen. Anschließend konnte doch noch ein Arzt gefunden werden, der ins Obdachlosenheim kam und den Gesundheitszustand überprüfte.

Die Kleidung war bereits mit dem Körper verwachsen, die Socken waren von erkaltetem Urin und anderen Körperflüssigkeiten so steif und fest, dass sie mithilfe einer Schere entfernt werden mussten. Dabei ist die verfaulte Haut mit abgerissen, die Fußnägel waren bereits um den Fuß herumgewachsen.

Der Pflegedienst hat in solchen Fällen kaum Möglichkeiten zu agieren, denn jeder Mensch hat quasi (zunächst) einmal das Recht auf Verwahrlosung. Es gibt weder eine Gesundheits- noch eine Hygienepolizei, die bei jedem an die Tür klopft und eine Ganzkörperkontrolle im nackten Zustand macht. Menschen, die also nicht in einem Pflegeheim leben, sind für sich selbst verantwortlich. Der Mitarbeiter des Pflegedienstes erzählte mir, dass eine Einweisung in ein Pflegeheim nur bei einer Gefahr für andere oder für die Person selbst vorgenommen werden kann. Hierfür benötigt man die Zustimmung des Betreuungsgerichts. Die einzige Handlungsmöglichkeit in diesem Fall war also das Duschen und medizinische Versorgen der Obdachlosen **unter Aufsicht**.

Beispiel - Messie

Etwa 2,5 Millionen Menschen leben in Deutschland in verwahrlosten Wohnungen als sogenannte >Messies<[45]. Und von diesen 2,5 Millionen Menschen gibt es welche, die gepflegt werden müssen. Das ist mehr als nur eine Herausforderung für deren Angehörige oder die Mitarbeiter eines Pflegedienstes.

Was ist ein >Messie< genau?

Diese Menschen sammeln alles, vom Elektroschrott über den benutzten Joghurtbecher bis hin zu Zeitungen. In ihren Wohnungen herrscht das absolute Chaos, denn sie sind psychisch krank. Man könnte sagen: Es ist das innere Chaos, welches sich im Außen zeigt.

Oft leiden diese Menschen an Schizophrenie, Depressionen, Demenz, Borderline-Persönlichkeitsstörungen und anderen Hirnschädigungen.[46]

Früher hat man das Phänomen nur bei älteren Menschen ab Mitte/Ende 60 beobachtet. Doch heutzutage sind davon auch jüngere betroffen, die meisten sind zwischen 40 und 50 Jahre alt, schätzungsweise 80 Prozent sind Frauen. Die extremste Art des Sammelzwangs ist das >Vermüllungssyndrom<.

Achtung: Bitte lies nur weiter, wenn du das nervlich verkraften kannst!

Oft müssen diese Wohnungen – und zusätzlich angemietete Sammellager der Betroffenen – irgendwann zwangsgeräumt werden,

---

[45] https://www.baerbel-triller.de/wp-content/uploads/2018/10/CAREkonkret-18-14.pdf

[46] https://www.aerzteblatt.de/archiv/33777/Messie-Syndrom-Loecher-in-der-Seele-stopfen

weil dort nicht nur normale Gegenstände gesammelt werden, sondern auch der Hausmüll. Ich selbst habe solche Wohnungen während meines Jurastudiums das erste Mal durch mein Nebenfach der Rechtsmedizin gesehen, denn die pflegebedürftigen Messies waren häufig Opfer von Rattenfraß.

Ja, du liest richtig.

Ratten sind gigantische Bewegungskünstler und schaffen es sogar, den Müll im 3. Stock zu orten und an der Hausfassade emporzuklettern, um durch ein gekipptes Fenster in die Wohnung zu gelangen.

Nun war es bei den Betroffenen in Selbstisolation so, dass sie derart schwach und pflegebedürftig gewesen waren, dass sie Besuch von diesen Tieren bekamen. Die Ratten fraßen sich durch den wehrlosen Körper, und zwar durch die weichsten Stellen wie Kehle und Bauch, und leerten den Festtagsschmaus von innen.

Hier geht es wieder >harmlos< weiter ...

Es soll tatsächlich Fälle geben, bei denen es den Angehörigen nicht bekannt ist, dass ihre Eltern Messies sind.

Wie bitte ist das möglich?

Ganz einfach, sie gehen mit normalen Klamotten auf die Straße – wenn sie sich trauen – und besuchen ihre Angehörigen, denn Besuch in den eigenen vier Wänden ist unmöglich. Termine von Handwerkern werden ›vergessen‹ oder die Tür gar nicht erst geöffnet.

Wenn dann – meistens zwangsweise – ein Pflegedienst beauftragt wird, ist der Schock oft groß, wenn sie kaum die Wohnung betreten können, weil sich die Haustür nicht öffnen lässt.

Jeanette Reus ist Inhaberin eines Pflegedienstes mit dem Motto >Wir fangen da an, wo andere aufhören< und scheut sich daher auch nicht, mit ihrem Team in solche Wohnungen zu gehen. Hilfsangebote jedoch werden rigoros abgelehnt.

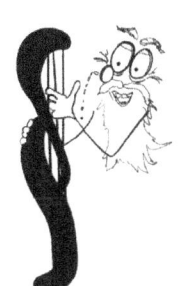

Wenn Angehörige oder der Pflegedienst nun an-fangen, gegen den Willen aufzuräumen, machen sie sich schnell wegen **Hausfriedensbruch**, § 123 StGB, strafbar.

Erst wenn durch ernste Gefahren, wie etwa durch gammelnden Hausmüll, Schäden drohen, dürfen die Pflegedienste das Ord-nungsamt einschalten.

Problematisch ist auch, dass es für den Pflegedienst viel aufwendi-ger ist, sich um die Pflegebedürftigen zu kümmern, wenn sie sich von Insel zu Insel robben müssen, weil der Rest der Wohnung durch Müllberge unpassierbar ist.

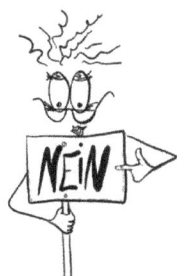

Diese Menschen bekommen aufgrund des >Messie-Syndroms< **keinen** höheren Pflegegrad.

Wie sollen die Pflegekräfte die Situation der Pflegebedürftigen ver-bessern, wenn die Wohnung so verwahrlost ist? Die Grundpflege wie Duschen lässt sich vielleicht noch bewerkstelligen, aber den

Haushalt führen? Und ich rede noch nicht einmal von Ungeziefer, welches sich zusätzlich durch die Wohnung frisst.

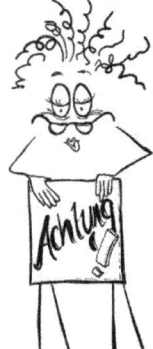

Es bietet sich also an, bei seinen Angehörigen einmal mehr aufzuhorchen, wenn diese einen **niemals** in die eigene Wohnung einladen. Und es ist ratsam, sich hier wirklich professionelle Hilfe zu holen, möglichst noch, **bevor** jemand pflegebedürftig wird.

Denn das Entrümpeln der Wohnung muss letztendlich von den Angehörigen vorgenommen werden, wenn die Bewohner in ein Pflegeheim umziehen müssen – oder man beauftragt einen Entrümpelungsdienst.

Anrechnung von Rentenpunkten

Wenn jemand pflegebedürftig wird und die pflegenden Angehörigen nun als >**Pflegekräfte**< einspringen müssen oder wollen, stellt sich die Frage: Was passiert mit der eigenen Rente, wenn man durch die Abwesenheit vom Arbeitsplatz keinen Lohn mehr bekommt?

Beiträge zur gesetzlichen Rentenversicherung werden nur gezahlt, wenn die Pflegeperson eine **oder** mehrere Personen wenigstens 10 Stunden, verteilt auf regelmäßig mindestens zwei Tage in der Woche, pflegt und nicht mehr als 30 Stunden wöchentlich erwerbstätig ist.

Hierbei ist es egal, ob die Pflegeperson noch einer Arbeit nachgeht oder schon in Rente ist.

Die Pflege muss sich auf mindestens zwei Monate erstrecken und darf nicht darunter liegen.

Für wen gelten denn nun die **Plus-punkte** bei der Rente?

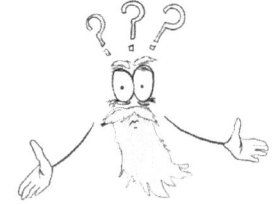

Fall 1 - du arbeitest noch

Nehmen wir an, du hast einen plötzlichen Pflegefall in der Familie und gehst noch einem Job im Angestelltenverhältnis nach. Damit hast du also die ›Rentenaltersgrenze‹ noch nicht erreicht.

Du bist automatisch pflichtversichert, denn deine Beiträge gehen jeden Monat von deinem Bruttolohn ab.

Du reduzierst deine Arbeitszeit, um die Pflege übernehmen zu können, und möchtest, dass dir das später bei der Rente nicht abgezogen, sondern vergütet wird.

Du musst also bei der Pflegekasse einen Antrag stellen.

Damit nun die Pflegekasse den von ihr zu zahlenden Rentenanteil berechnen kann, musst du hierfür ein Formular ausfüllen.

Diesen **>Fragebogen zur Zahlung der Beiträge für nicht erwerbstätige Pflegepersonen<** musst du ausgefüllt an die Pflegekasse schicken.

Die Pflegekasse prüft deinen Antrag.

Gibt sie ihm statt, zahlt sie in der Zeit, die du pflegst, deine Rentenversicherungsbeiträge. Je höher der Pflegegrad, umso mehr Rentenansprüche bekommst du.

Pflegedoof®

Fall 2 - du bist in Altersteilzeit

Auch wenn es keinen gesetzlichen Anspruch auf ›Altersteilzeit‹ gibt, sondern dies nur auf freiwilliger Basis zwischen Arbeitgeber und Arbeitnehmer geregelt werden kann, gibt es das Modell relativ häufig, vor allem, wenn Unternehmen Personal abbauen wollen.

Bei der **›Altersteilzeit‹** wird lediglich die wöchentliche **Arbeitszeit um die Hälfte reduziert**, das heißt, der Arbeitnehmer erbringt noch seine Arbeitsleistung, wenngleich auch weniger. Die Dauer muss mindestens 3 und darf maximal 6 Jahre betragen.

Der Vorteil?

Man arbeitet nur noch die Hälfte der Stunden, bekommt aber 50 Prozent vom letzten Lohn, welchen der Arbeitgeber um 20 Prozent aufstockt, und das steuer- und beitragsfrei.

Der Nachteil?

Bis Ende 2009 wurde dieses Modell von der Agentur für Arbeit gefördert. Seitdem bekommen Arbeitgeber keine Unterstützung mehr für das Modell.

Und natürlich hat der Deutsche auch hierfür ein Gesetz, das **›Altersteilzeitgesetz‹** (AltTZG).

Aber war da nicht noch was mit **›Vorruhestand‹**?

Ja.

Alle, die 1964 oder später geboren wurden, können ab 65 die Altersrente ohne Abschläge beziehen, wenn sie **45 Jahre rentenversichert** waren. Das nennt man ›Vorruhestand‹. In diesem Konstrukt muss der Arbeitnehmer keine Arbeitsleistung mehr erbringen und darf seine Freizeit genießen.

Die Regelung findet man im **>Gesetz zur Förderung von Vorruhestandsleistungen<**.

Wer in die Altersteilzeit geht, **kann nicht** gleichzeitig in die Pflegezeit gehen, um Angehörige zu pflegen. Wer in **Pflegezeit** ist, bekommt **kein Gehalt** und es werden auch **keine Rentenversicherungsbeiträge** gezahlt. Die Voraussetzungen für die Altersteilzeit sind also nicht mehr gegeben.

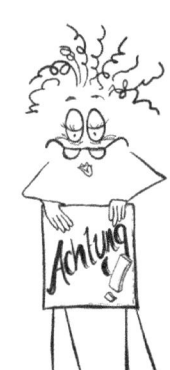

Fall 3 - du bist bereits in Rente

Ist die Pflegeperson bereits in Rente, gibt es das Modell der **>Flexirente<**.

Sobald der Pflegebedürftige mindestens Pflegegrad 2 hat und 10 Stunden wöchentlich an mindestens zwei Tagen zu Hause versorgt wird, kannst du in die Teilrente gehen, das heißt, du kannst auf mindestens ein Prozent Rente verzichten, um Rentenpunkte angerechnet zu bekommen.

Diese **>Wunsch-Altersteilrente< muss** bei der Rentenversicherung **beantragt werden**.

Hierzu reicht ein formloses Schreiben aus, welches allerdings möglichst per Einschreiben mit Rückschein verschickt werden sollte – wie bei allen Behörden, wegen der Nachweisbarkeit.

Zusätzlich muss die Pflegekasse des Pflegebedürftigen informiert werden, damit diese die Rentenbeiträge einbezahlt.

Das Rentenplus liegt in der Regel zwischen 7 und 35 Euro in Westdeutschland und zwischen 6 und 34 Euro in Ostdeutschland.

Pflegedoof®

Diese Berechnung kannst du mithilfe eines **>Flexirenten-rechners<**[47] ausrechnen.

Benachteiligung bei der Pension?

Kommen wir zu einem höchst unangenehmen Thema, das geradezu aus unserem Problemsäckchen herauspurzelt.

Wir sind in unserem Land dazu angehalten, unsere Angehörigen selbst zu pflegen, bevor wir den Weg der stationären Pflege in Pflegeheimen wählen.

Um das durchführen zu können, muss der Pflegende allerdings oftmals seine Arbeitszeit von Vollzeit auf Teilzeit umändern, denn anders ist das oft gar nicht zu bewältigen.

Jetzt kommen wir aber zum Hammer der Geschichte!

Es kommt vor, dass Pflegende ihre Angehörigen locker zehn Jahre pflegen und in dieser Zeit nicht mehr voll arbeiten gehen können.

Das bedeutet, sie sammeln **weniger Rentenpunkte** – in diesem Fall weniger Pensionsansprüche.

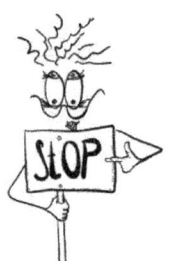

Sie haben also die Doppelbelastung von Arbeit, Pflege und Familie sowie weniger Einkommen für die Pflegezeit und dürfen dann auch noch als krönenden Abschluss Geld von ihrer Pension einbüßen.

---

[47] https://www.deutsche-rentenversicherung.de/DRV/DE/Online-Dienste/Online-Rechner/Flexirentenrechner/flexirentenrechner_node.html

So erging es Waltraud Weber, einer ehemaligen Beamtin, die zehn Jahre lang ihre Mutter und Schwiegermutter gepflegt hat.[48]

Aber da sind wir wieder bei dem Thema: Recht haben und Recht bekommen sind zwei völlig verschiedene Dinge.

Rein rechtlich sollen (ehemalige) Beamte für die **>nicht erwerbsmäßige<** **Pflege** von Angehörigen einen **>Pflegezuschlag zum Ruhegehalt<** bekommen.[49]

Sind pflegebedürftige Kinder (bis zur Vollendung des 18. Lebensjahres) versorgt worden, gibt es einen **>Kinderpflegeergänzungszuschlag<** neben dem Ruhegehalt, also der Pension.

Pflegeleistungen – Leistungen der Pflegekasse?

Auch dieses Päckchen aus dem Problemsäckchen ist recht heikel. Man muss es vorsichtig öffnen und darf überrascht sein, dass es wie ein Schummelpaket immer mehr und mehr Schichten zeigt.

Die **Leistungen der Pflegeversicherung** sind sehr vielseitig und vor allem komplex.

Und das Tückische ist: Es gibt sie **nur auf Antrag**.

Und wenn ich sage ›auf Antrag‹, rede ich von **exakt formulierten Anträgen**, die ich mir selbst niemals zutrauen würde. Ich würde hier **immer** auf einen Pflegedienst oder -berater zurückgreifen, der mir bei dem Ausfüllen des Antrags hilft.

---

[48] https://rp-online.de/nrw/staedte/rhein-kreis/buergermonitor-fuer-den-rhein-kreis-neuss/fuer-haeusliche-pflege-bei-der-pension-benachteiligt_aid-20966043

[49] § 50d BeamtVG (Beamtenversorgungsgesetz)

Ein ambulanter Pflegedienst rechnet seine Pflegesachleistung(en) direkt mit der Pflegekasse ab, sodass weder du noch deine Angehörigen damit etwas zu tun haben, es sei denn, die Kosten sind nicht gedeckt.

Das Pflegegeld wird direkt an den Pflegebedürftigen ausgezahlt. Hier kommst du als pflegende(r) Angehörige(r) natürlich nur ran, wenn du eine Vorsorgebevollmächtigung UND eine Bankvollmacht hast.

Viele Leistungen lassen sich kombinieren wie zum Beispiel Pflegegeld, Pflegesachleistung[50] und Kombinationsleistung[51].

Das Pflegegeld ist für pflegende Angehörige deutlich niedriger als für professionelles Pflegepersonal.

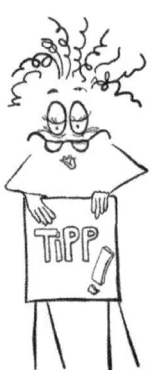

Lass dir sowohl die **Vorsorgevollmacht** als auch die **Bankvollmacht ›über den Tod hinaus‹** ausstellen, sonst hast du ein Problem, wenn der Todesfall eintritt und du zum Beispiel hohe Beerdigungskosten zahlen musst.

Wer bezahlt Pflegeleistungen?

✓ Gesetzliche Pflegekassen
✓ Private Versicherungen (Pflegeversicherungsvertrag)
✓ Beihilfestellen

---

[50] Erklärt und aufgeschlüsselt in Kapitel 3 ›Pflegegrade 1 bis 5‹.

[51] Kombinationsleistung = Kombination aus Pflegegeld und Pflegesachleistung

Anspruch auf Beihilfe

Werden (ehemalige) Beamte pflegebedürftig, sind sie meistens abgesichert, denn ihr Dienstherr trägt einen großen Teil der anfallenden Kosten im Rahmen der >Beihilfe< für Beamte. ›Beihilfe‹ ist also eine finanzielle Unterstützung für deutsche Beamte und Richter.

Der Rest sollte über eine private Pflegeversicherung abgedeckt werden oder muss aus eigener Tasche bezahlt werden.

Anspruch auf Beihilfe zu den Pflegeleistungen hat also ein (ehemaliger) Beamter, der >pflegebedürftig< ist.[52]

Die ›Pflegebedürftigkeit‹ ist im Allgemeinen – das sollte uns jetzt nicht überraschen – auch gesetzlich geregelt, und zwar in § 14 SGB XI, also einem Bundesgesetz[53].

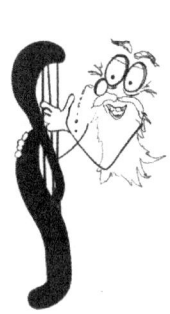

›Pflegebedürftig im Sinne des § 14 SGB XI sind Personen, die gesundheitlich bedingte Beeinträchtigungen der Selbstständigkeit oder der Fähigkeiten aufweisen und deshalb der Hilfe durch andere bedürfen.

Es muss sich um Personen handeln, die körperliche, kognitive oder psychische Beeinträchtigungen oder gesundheitlich bedingte Belastungen oder Anforderung nicht selbstständig kompensieren oder bewältigen können. Die Pflegebedürftigkeit muss auf Dauer, voraussichtlich für mindestens 6 Monate, und mit mindestens der nach § 15 SGB XI festgelegten Schwere bestehen.‹

Okay, was genau bedeutet das?

---

[52] §§ 37–38g, 39b BBhV (Bundesbeihilfeverordnung)

[53] Das bedeutet, dieses Gesetz gilt für alle Bundesländer gleichermaßen.

Tatsächlich sind (ehemalige, also pensionierte) Beamte ›beihilfe-berechtigt‹.

Fakt ist, ab Pflegegrad 2 (bis zur 5) haben sie Anspruch auf Beihilfe.

Die Höhe der Beihilfe ist vom Grad der Pflegebedürftigkeit abhängt, zudem gibt es Beihilfe zu Aufwendungen zusätzlicher Betreuungsleistungen bis zu 125 Euro.

Während die Einschätzung des Bedarfs bei gesetzlich Versicherten der MDK vornimmt, ist es bei Beamten die MedicProof GmbH[54].

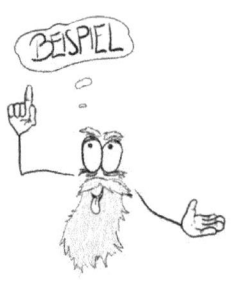

Ein Beamter bekommt einen Schlaganfall und ist ad hoc pflegebedürftig.

Er bekommt den Pflegegrad 2.

Der Entlastungsbetrag für hauswirtschaftliche Leistungen liegt bei 125 Euro. 62,50 Euro davon trägt die Krankenkasse und 62,50 Euro die Beihilfestelle.

Nun könnte man meinen, der Beamte hätte doppelten Anspruch auf Leistung, denn laut Gesetz stehen ihm 125 Euro von der Krankenkasse zu. Das ist jedoch nicht so, denn laut Aussage der Krankenkasse(n) wird die Hälfte der Leistung durch die Beihilfestelle ausgeglichen, sodass der Anspruch voll bezahlt wurde.

Exkurs – Schlaganfall:

Auch wenn es den meisten bekannt sein sollte, was so ein ›Schlaganfall‹ ist, erkläre ich das hier noch einmal kurz.

Der Schlaganfall ist eine neurologische Erkrankung des Gehirns durch eine Durchblutungsstörung, die von einer Sekunde auf die

---

[54] https://www.medicproof.de

andere auftreten kann, ohne sich im Vorfeld anzukündigen. Die Folgen können schwere körperliche und geistige Behinderungen oder auch der Tod sein.

Jährlich erleiden rund 270.000 Menschen in Deutschland einen Schlaganfall, etwa 70 Prozent bleiben danach auf lange Zeit beeinträchtigt.

Symptome, die in unterschiedlicher Stärke auftreten können, sind zum Beispiel Taubheitsgefühle, Lähmungen im Gesicht oder den Gliedmaßen, Sehstörungen, starke Kopfschmerzen, Wortfindungsstörungen, Schluckstörungen, Gleichgewichtsstörungen.

Nach einem leichten Schlaganfall finden viele Patienten mit den geeigneten Reha-Maßnahmen weitgehend in ihr altes Leben zurück, manche können sogar wieder Auto fahren.

Was genau zahlt die Pflegeversicherung?

Je nach Pflegegrad übernimmt die Pflegekasse als gesetzliche Pflegeversicherung die Kosten für Sachleistungen.

Darunter fällt zum Beispiel der ambulante Pflegedienst.

Aber ... in der Regel deckt diese Kostenübernahme nur einen Teil des Bedarfs, sodass Pflegebedürftige mit eigenen Kosten rechnen müssen.

Pflegegrad 2

Hier werden durchschnittlich 3 Stunden täglich für die Pflege bezahlt, wobei 2 Stunden für die Grundpflege eingeplant werden und das oft zu drei verschiedenen Tageszeiten.

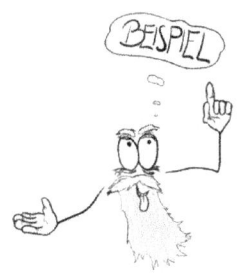

Pflegedoof®

Pauschalbeihilfe

Ist das Geld nicht vorhanden, weil zum Beispiel die Rente zu niedrig ist, kann der Pflegebedürftige – oder in dem Fall dann der pflegende Angehörige als Bevollmächtigte(r) – beim Sozialhilfeträger (Sozialamt) **Hilfe zur Pflege beantragen.**

Das nennt sich dann ›Pauschalbeihilfe‹.

Wenn jemand bereits Sozialhilfe bezieht, prüft das Sozialamt auf jeden Fall, ob zum Beispiel die Unterbringung in einem Heim erforderlich ist oder ob die häusliche Pflege ausreichend ist.

Dass das in jedem Fall auch anmaßend sein kann, weil eine Behörde darüber entscheidet, ob du als Angehöriger die häusliche Pflege übernehmen musst oder nicht, steht außer Frage. Natürlich stünde es dir hier frei, das Pflegeheim zu bezahlen. Kannst du das nicht, entscheidet das Sozialamt.

In so einem Fall musst du also damit rechnen, dass es einen Hausbesuch oder mindestens einen Fragebogen per Post vom Sozialamt gibt. Bist du in der finanziellen Lage, einen Pflegedienst zu beauftragen, steht dir dies frei, wird dann aber nicht vom Sozialhilfeträger übernommen.

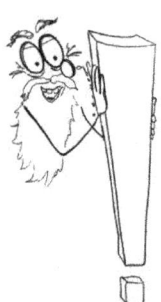

Diese ›Pauschalbeihilfe‹ wird also nur dann bezahlt, wenn der Pflegebedürftige selbst **durch Angehörige gepflegt** wird.

Entlastungsleistungen in der Pflege

Da gerade die häusliche Pflege emotional und zeitmäßig sehr aufwendig ist, gibt es mittlerweile mehrere Möglichkeiten, um die Betroffenen zu entlasten.

Damit du weißt, was alles dazugehört, schauen wir uns die einzelnen Modelle einmal ausführlich an.

Tages- und Nachtpflege

Du hast selbst Familie und bist dort nachts gebunden?

Du wohnst schon seit 30 Jahren oder länger nicht mehr zu Hause und willst auch gar nicht zurück?

Die wenigsten können die Pflege ihrer Angehörigen **24 Stunden** sicherstellen, darum kann man mit der ›Tages- und Nachtpflege‹ die Pflege zu Hause unterstützen.

Den Anspruch auf diese Entlastungsleistung haben Pflegebedürftige ab Pflegegrad 2.

Allerdings decken die Leistungen der Pflegekasse die Kosten für dieses Modell in der Regel **nicht vollständig** ab.

Um die Lücke zu schließen, können Pflegebedürftige ab Pflegegrad 1 zusätzlich den Entlastungsbetrag von 125 Euro/Monat nutzen, wobei fraglich ist, ob diese Summe auch nur annähernd ausreicht.

Ich kenne eine sehr engagierte Frau, die ihren an Parkinson erkrankten Ehemann jahrelang aufopfernd gepflegt hat, bis sie selbst fast an Erschöpfung zusammengebrochen wäre. Ihr Mann war kaum noch ansprechbar, doch um die Tagespflege abzulehnen, war er fit genug. Erst die Fransen am Mund ihrer Angehörigen haben letztendlich dazu beigetragen, dass der Ehemann einen Tag pro Woche in die **Tagespflege** ging. An diesem Tag wurde er morgens abgeholt und abends wieder nach Hause gebracht. In der Tagespflege wurde er ›bespaßt‹, soweit es dem Personal möglich war. Es mag sein, dass es ihm zu Hause besser gefiel, weil er rund um die Uhr den Luxus auf Erden hatte. Für seine pflegende Frau war dieser eine Tag der Tagespflege die Rettung. Es nützt niemandem, wenn sich die pflegenden Angehörigen so aufopfern, dass sie selbst krank werden oder komplett ausfallen.

Bei der **Nachtpflege** werden die Pflegebedürftigen in einer Nachtpflegeeinrichtung betreut und versorgt. Möglicherweise ist diese Einrichtung für viele Pflegende eine tolle Möglichkeit der Entlastung, wenn es um einen pflegebedürftigen (Ehe-)Partner geht, denn hier hat der pflegende Partner die Möglichkeit, einem erholsamen Nachtschlaf nachzugehen, der nicht zu unterschätzen ist.

Die **Pflegekosten variieren** je nach Pflegegrad und werden von der Pflegekasse übernommen. Die Tages- und Nachtpflege kann durch ambulante Pflegesachleistungen und Pflegegeld abgedeckt werden. Die Kosten für den Transport sind in den Pflegekosten enthalten und die Kosten für Unterkunft und Verpflegung tragen die Pflegebedürftigen selbst. Den Entlastungsbetrag von 125 Euro/Monat kann man ebenfalls dafür aufbrauchen.

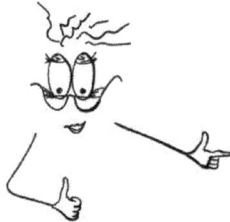

Liebe Pflegende, gebt euch einen Ruck und **holt euch Hilfe** durch die Tages- und Nachtpflege, damit ihr für den Rest der Zeit auch ›einsatzbereit‹ seid.

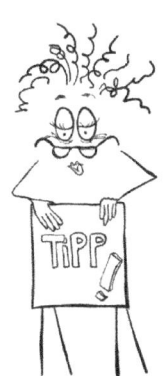

Wenn du einen **Vertrag** mit einer Einrichtung für die **Tages- und Nachtpflege** abschließt, unterzeichne ihn >**im Auftrag**<, also mit dem **Zusatz** >**i. A.**<. Ansonsten kann es passieren, dass das Sozialamt die Kosten nicht übernimmt.

Kurzzeitpflege

Die ›Kurzzeitpflege‹, geregelt in § 42 SGB XI, ist eine **spezielle Pflegeform**, bei der Pflegebedürftige nur vorübergehend in einer vollstationären Einrichtung gepflegt werden. Ein Aufenthalt kann nach einem Unfall oder einem plötzlichen Vorfall wie einem Schlaganfall nach der Entlassung aus einer Klinik zum Beispiel erforderlich sein, weil sich der Betroffene **für einen kurzen Zeitraum** (noch) nicht (wieder) allein versorgen kann.

Eine Kurzzeitpflege kann auch im Anschluss an eine Operation erfolgen und soll die Menschen in einer kritischen Phase unterstützen. Die ›Kurzzeitpflege‹ nach einem Klinikaufenthalt ist einer der häufigsten Gründe für die Beantragung.

Ein weiterer möglicher Grund ist der **Umzug in ein Pflegeheim**. Hier kann die ›Kurzzeitpflege‹ bei der Überbrückung helfen.

Auch eine **Wohnungsanpassung** kann ein Grund sein, weil die Wohnung in der Umbauphase für den Pflegebedürftigen nicht bewohnbar ist.

Nicht zuletzt kann es auch sein, dass der pflegende Angehörige eine **Auszeit** braucht, weil er oder sie selbst krank geworden ist, zur Reha muss oder sich schlichtweg überfordert fühlt.

Pflegedoof®

Die ›Kurzzeitpflege‹ kommt nicht nur bei Erwachsenen, sondern auch bei Kindern zum Einsatz und darf eine **Dauer von 8 Wochen** nicht überschreiten.

Ab 2022 wurde der Leistungsumfang um 10 Prozent angehoben, sodass den Pflegebedürftigen zukünftig mehr Geld pro Jahr für die ›Kurzzeitpflege‹ zur Verfügung steht. Der Betrag wird automatisch ohne Antrag angepasst.

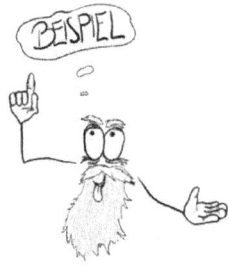

Für die ›Kurzzeitpflege‹ werden **Leistungen** angeboten wie zum Beispiel

- ✓ Unterkunft und Verpflegung,
- ✓ Grundpflege und Behandlungen,
- ✓ Teilnahme an hauseigenen Veranstaltungen und Sport.

Tipp 1

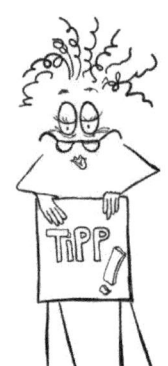

Wenn du keine geeignete Pflegeeinrichtung für die Kurzzeitpflege findest, ist auch eine **Übergangspflege im Krankenhaus** selbst für bis zu 10 Tage möglich.

Tipp 2

Bitte überprüfe **vor** der **Vertragsunterzeichnung** und Antritt der Kurzzeitpflege, ob die Einrichtung für die Leistungen auch zugelassen ist, weil die Pflegekasse die Kosten sonst nicht übernimmt.

Tipp 3

Trotz Kurzzeitpflege bekommst du bzw. der Pflegebedürftige weiterhin **50 Prozent des Pflegegeldes.**

Tipp 4

So eine Kurzzeitpflege kann mehrere Wochen dauern. Darum ist es wichtig, gut vorbereitet zu sein und alles Erforderliche dafür einzupacken.

Checklisten findest du im **Bonuskapitel.**

Tipp 5

Es ist möglich, die **Verhinderungspflege** und **Kurzzeitpflege** zu kombinieren.

Tipp 6

Schaue dich – sofern möglich – **rechtzeitig** nach einem Platz für die Kurzzeitpflege um, denn gerade in Ferienzeiten können die Einrichtungen schnell ausgebucht sein.

Tipp 7

Bei den Kosten für die Kurzzeitpflege kann es durch besondere Anforderungen oder Sonderwünsche auch zu einem Eigenanteil kommen, den du selbst tragen musst. Ist das nicht möglich, kann ein Antrag auf Hilfe zur Pflege beim Sozialamt gestellt werden.

Tipp 8

Ab Pflegegrad 2 bekommt der Pflegebedürftige einen Entlastungsbetrag von 125 Euro pro Monat.

Ein **Anschreiben** zur Beantragung von Kurzzeitpflege findest du im **Bonuskapitel**.

Verhinderungspflege

Die Verhinderungspflege ist eine aus meiner Sicht geniale Einrichtung, denn da hat jemand für die Pflegenden mitgedacht und deren ›Auszeit‹ eingeplant.

So eine Auszeit kann viele Gründe haben. Fakt ist, sobald die pflegende Person verhindert ist, gibt es eine Ersatzbetreuung für den Pflegebedürftigen.

Bei der zeitaufwendigen Pflege wird für den Einzelnen etwas Freiraum geschaffen, sodass der Pflegende die Möglichkeit hat, ruhigen Gewissens auch kurzfristige Termine wahrzunehmen. Für einen Ersatz ist gesorgt, denn ab Pflegegrad 2 kann eine Ersatzpflegeperson in Anspruch genommen werden. Das kann eine Fachkraft sein, aber auch Freunde, Nachbarn oder Angehörige, die in der Lage sind, die Aufgabe zu übernehmen. Eine pflegerische Grundausbildung oder Weiterbildung ist hier nicht nötig.

Häufig wird auf einen ambulanten Pflegedienst zurückgegriffen.

Hier kann man sicher(er) sein, dass der Pflegende etwas von der Pflege versteht und nicht durch bestimmte Situationen überfordert ist.

Eine kurze oder längerfristige **›Ersatzpflege‹** nennt man **›Verhinderungspflege‹**. Sie ist nicht zu verwechseln mit der

Kurzzeitpflege. Die Kosten übernimmt die Pflegekasse. Voraussetzung ist, dass die häusliche Pflege bereits seit 6 Monaten andauert.

Die >Verhinderungspflege< wird tatsächlich zu Hause durchgeführt, im Gegensatz zur Kurzzeitpflege.

Sie ist auf maximal 6 Wochen pro Jahr begrenzt.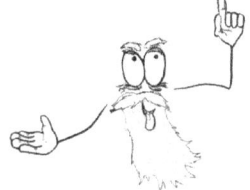

Die Leistungen können entweder am Stück oder nur stundenweise über das Jahr verteilt in Anspruch genommen werden.

Leider gibt es den Anspruch nur pro Kalenderjahr, ein Übertrag ins nächste Kalenderjahr ist nicht möglich.

Interessanterweise kann die >Verhinderungspflege< mit der >Kurzzeitpflege< seit 2015 kombiniert werden. Wer also zum Beispiel die Leistungen der Kurzzeitpflege nicht in vollem Umfang benötigt, kann sich die Leistungen auf die Verhinderungspflege anrechnen lassen – und umgekehrt.

Voraussetzungen für Verhinderungspflege

✓ Du pflegst den Pflegebedürftigen in seiner häuslichen Umgebung.

✓ Du pflegst den Pflegebedürftigen seit mindestens 6 Monaten.

✓ Der/die Pflegebedürftige hat mindestens Pflegegrad 2.

✓ Du bekommst für die Pflege von der Pflegeversicherung Pflegegegeld.

Wo stellst du den Antrag?

Den **Antrag >bei Verhinderung einer Pflegeperson<** für die ›Verhinderungspflege‹ kannst du bei der **Pflegekasse des Pflegebedürftigen** jeweils bis zum 31.12. eines Jahres stellen. Wenn du bereits Rechnungen/Quittungen hast, füge diese in Kopie mit bei. Bis zum 31.12. eines Jahres kannst du dir damit die Kosten rückwirkend erstatten lassen.

Hast du Probleme beim Ausfüllen, vor allem, wenn es um stundenweise Entlastung geht, kannst du dich auch an deinen ambulanten Pflegedienst wenden, den du bereits nutzt oder dafür ausgeguckt hast.

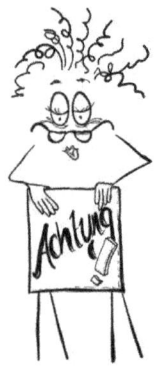

Wir lassen an dieser Stelle dahingestellt, ob diese Regelungen fair sind. Fakt ist, ein naher Verwandter, der als **>Ersatzpfleger<** einspringt, bekommt die ›Verhinderungspflege‹ **nicht** in voller Höhe ausgezahlt, sondern nur bis maximal zum 1,5-fachen des Pflegegeldes.

Als Verwandte gelten alle Personen bis zum 2. Verwandtschaftsgrad.

1. Verwandtschaftsgrad: Eltern und ihre Kinder
2. Verwandtschaftsgrad: Großeltern/Enkelkinder, Geschwister
3. Verwandtschaftsgrad: Onkel/Tanten und Neffen/Nichten
4. Verwandtschaftsgrad: Cousins und Cousinen

Entlastungsleistungen in der Pflege

Wer bekommt das 1,5-fache?

- ✓ Eltern
- ✓ Kinder (auch für ehelich erklärte und angenommene)
- ✓ Großeltern
- ✓ Enkelkinder
- ✓ Geschwister
- ✓ Stiefeltern
- ✓ Stiefkinder
- ✓ Stiefenkelkinder
- ✓ Schwiegereltern
- ✓ Schwiegerkinder (Schwiegersohn/-tochter)
- ✓ Schwiegerenkel (Partner der Enkelkinder)
- ✓ Stiefgroßeltern
- ✓ Schwager/Schwägerin

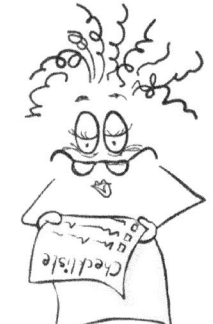

Hat man zum Beispiel Verdienstausfall oder Fahrtkosten, können diese bis zu einem Höchstbetrag von 1.612 Euro von der Pflegekasse des Pflegebedürftigen übernommen werden. Die Fahrtkosten werden bei Benutzung eines privaten Pkw mit 0,20 Euro/Kilometer berechnet (Stand März 2022).

Beispiel

Die Pflegekasse zahlt bis zu 1.612 € für die Pflegekosten bei der Verhinderungspflege, und zwar bei Pflegekräften oder Personen, die nicht eng mit der pflegebedürftigen Person verwandt sind. Der Pfleger bekommt also 1.612 € (für die Verhinderungspflege) plus 806 € (für die Kurzzeitpflege).

Wird die Pflege nun an einem nahen Verwandten, der Pflegegrad 2 hat, geleistet, gibt es statt 1.612 € für die Verhinderungspflege etwa 474 € von der Pflegekasse für die Verhinderungspflege plus 1.138 € für Fahrtkosten/Verdienstausfall sowie 806 € für die Kurzzeitpflege. Wer hier nachrechnet, stellt schnell fest, dass dieser Betrag ebenso 1.612 € ergeben kann. Die optionalen 1.138 € bekommt der nahe Verwandte für jeden Kostennachweis.

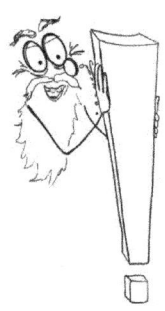

✓ Beim Pflegegrad 3 bekommt der nahe Verwandte 817,50 € plus optionale 794,50 € (für entstandene Kosten) plus 806 € (wenn kombiniert mit der Kurzzeitpflege).

✓ Beim Pflegegrad 4 wären es 1.092 € plus optionale 520 € plus 806 € (wenn kombiniert mit der Kurzzeitpflege).

✓ Beim Pflegegrad 5 wären es 1.351,50 € plus optionale 260,50 € plus 806 € (wenn kombiniert mit der Kurzzeitpflege).

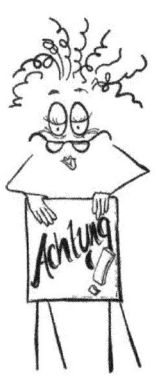

Sollte die **›Verhinderungspflege‹ erwerbsmäßig** durch die Verwandten durchgeführt werden, entfällt die Beschränkung auf den 1,5-fachen Betrag.

Ein Familienangehöriger pflegt ›erwerbsmäßig‹, wenn die Verhinderungspflege **länger als zusammenhängend 6 Wochen** andauert oder mehrere Pflegebedürftige in den letzten 12 Monaten gepflegt wurden. Pflegst du also zum Beispiel beide Elternteile, kann man das schon als ›erwerbsmäßig‹ betrachten.

Die **Pflegereform 2021** hat auch bei der Verhinderungspflege Neues hervorgebracht. Das Budget für die Kurzzeitpflege wurde auf 1.774 Euro erhöht, in Kombination mit der Verhinderungspflege ist das eine **Entlastung** von 3.386 Euro/Jahr.

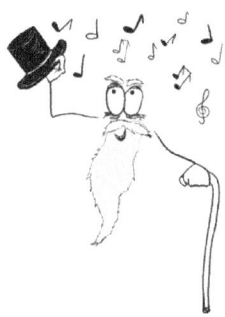

Verhinderungspflege rückwirkend?

Die ›Verhinderungspflege‹ **kann auch rückwirkend geltend** gemacht werden. Dafür ist es wichtig, **alle** Nachweise, Belege und Rechnungen zum Beispiel über den Kauf von Pflegehilfsmitteln zum Verbrauch aufzubewahren. Es gibt mittlerweile auch Pflegedienste, die die Abrechnung mit der Kasse übernehmen und die Pflegehilfsmittel regelmäßig zu dir liefern.

Was gehört alles zur Verhinderungspflege?

Zu den täglich anfallenden Tätigkeiten der **Grundpflege** gehört auch die ›**Behandlungspflege**‹.

Dazu zählen:

- ✓ Körperpflege
- ✓ Einkaufen
- ✓ Kochen
- ✓ Putzarbeiten
- ✓ Hilfestellung bei Ernährung und Bewegung
- ✓ Bad- und WC-Unterstützung

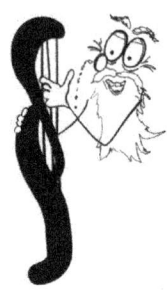

Die >Behandlungspflege< ist in § 37 Absatz 2 SGB V geregelt. Dabei handelt es sich um alle Tätigkeiten, die zur Behandlung einer Krankheit erforderlich sind.

Dazu gehören auch medizinische Hilfeleistungen, die nicht vom Arzt erbracht werden, aber gemacht werden müssen.

Per Definition gehört zur >Behandlungspflege<:

- ✓ Gabe von Medikamenten
- ✓ Injektionen
- ✓ Einläufe
- ✓ Katheterisierung (Einführen eines Katheters)
- ✓ Verbände
- ✓ Wundversorgung
- ✓ Blutdruck-/Blutzuckermessung
- ✓ Dekubitus

Ich habe etwas tiefer gegraben, da ich selbst zum Beispiel nicht in der Lage wäre, einen Katheter zu legen. Dabei habe ich herausgefunden, dass diese Aufgaben examinierten Altenpflege-, Gesundheitspflege-, Kinderkrankenpflege- und Krankenpflegekräften vorbehalten sind.

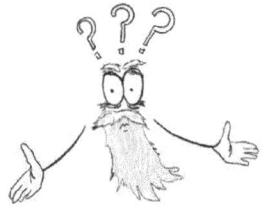

Wusstest du, dass es so viele verschiedene Berufe für Pflegekräfte gibt?

Exkurs – Dekubitus

Ein ›Dekubitus‹ ist ein **Geschwür**, welches durch Wundliegen verursacht wird. Es handelt sich hierbei um eine schwere Schädigung der Haut und des darunterliegenden Gewebes. Meistens tritt es dann auf, wenn Fehler in der Pflege entstehen und die Pflegebedürftigen durch Bettlägerigkeit an den betroffenen Stellen zu viel Druck ausgesetzt sind. Dieser Dekubitus kann akut oder chronisch sein und bereits innerhalb weniger Tage entstehen. Hier gibt es **vier Kategorien**:

1. Es gibt eine nicht wegdrückbare rote Hautstelle.
2. Die Haut ist bereits geschädigt.
3. Es fehlen Hautschichten bis hin zur Nekrose (= abgestorbenes Gewebe).
4. Es kommt zum vollständigen Haut-/Gewebeverlust.

Faktoren, die Dekubitus begünstigen:

- ✓ Mangelnde Bewegung
- ✓ Diabetes mellitus
- ✓ Infektionen
- ✓ Austrocknungen
- ✓ Hohes Alter
- ✓ Inkontinenz
- ✓ Krankheiten
- ✓ Medikamente
- ✓ Mangelernährung/Untergewicht
- ✓ Reibung
- ✓ Wärmflaschen/Heizkissen/Kühlpacks
- ✓ Länger anhaltende Feuchtigkeit

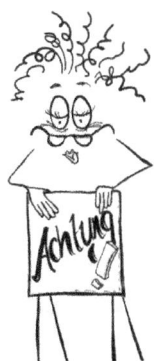

Vorbeugende Maßnahmen:

✓ Abpolsterung von Orthesen (orthopädische Hilfsmittel, die zur Stabilisierung von Personen eingesetzt werden)
✓ Ausreichend Bewegung
✓ Verzicht auf enge Schuhe/Kleidung
✓ Physiotherapie
✓ Weiche Matratzen
✓ Ausreichend Trinkwasser
✓ Hautpflege

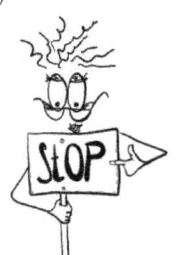

Während meines Studiums der Rechtswissenschaften habe ich ein paar Semester Rechtsmedizin einlegen können. Das Ergreifendste waren Fälle von Vernachlässigung, von denen nicht nur Senioren, sondern auch Babys betroffen waren.

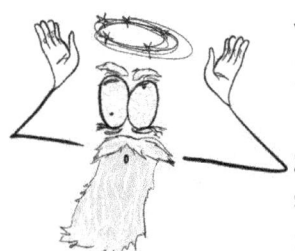

Wir hatten Kleinkinder, bei denen der Dekubitus so weit fortgeschritten war, dass sie im Windelbereich bereits schwarzes, abgestorbenes Gewebe mit Maden aufwiesen, die sich von dem toten Gewebe ernährten.

Die Kinder mussten unfassbare Schmerzen gehabt haben und sind letztendlich an einer Blutvergiftung mit Multiorganversagen gestorben. Die Hunde dieser Familie waren definitiv besser versorgt worden. Diese Bilder habe ich heute noch im Kopf.

Leidet deine zu pflegende Person unter Dekubitus, solltest du überprüfen, ob dies bei der Festlegung des Pflegegrads schon berücksichtigt wurde. Auch wenn eine Berücksichtigung stattgefunden hat, kannst du Pflegehilfsmittel zum Verbrauch für bis zu 40 Euro/Monat beantragen. Wenn nicht, erhöht sich eventuell der Pflegegrad.

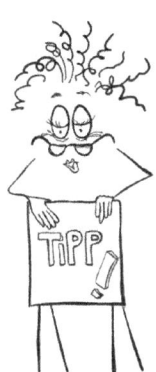

Behandlungspflege

Medizinische Behandlungspflege

Wenn ein Patient aus der ärztlichen Versorgung entlassen wurde, aber trotzdem noch medizinische Pflegeleistungen braucht, die er nicht selbst durchführen kann, wird eine Kranken- oder Altenpflegekraft benötigt, die das übernimmt.

Sicherungspflege

Hier geht es um ärztlich verschriebene, medizinische Pflegeleistungen, die von Fachkräften durchgeführt werden müssen. Wie ich bereits oben erwähnte, kann nicht jeder Injektionen verabreichen oder Infusionen legen. Die ›Sicherungspflege‹ kann auch auf die Grundpflege und hauswirtschaftliche Tätigkeiten ausgedehnt werden.

Krankenhausverhinderungspflege

Wie das Wort schon sagt, soll hiermit der Aufenthalt in einer Klinik vermieden oder verkürzt werden. Hier wird der Pflegebedürftige durch medizinisches Personal zu Hause versorgt.

Pflegedoof®

Kostenübernahme der Behandlungspflege

Wenn Behandlungspflege erforderlich ist, bezahlt das die Krankenkasse des Pflegebedürftigen, allerdings erst nach deren Genehmigung.

Patienten ab 18 Jahren müssen mit einer **Zuzahlung** rechnen, die etwa 10 Prozent der Kosten beträgt über einen Zeitraum von maximal 28 Tagen. Pro Verordnung und Tag darf der Betrag 10 Euro nicht übersteigen.

Handelt es sich um ältere Menschen oder chronisch Erkrankte, sind diese von einer Zuzahlung befreit. Wenn sie noch nicht von der Zuzahlung befreit sind, kann eine Befreiung bei der Krankenkasse beantragt werden.

Häusliche Krankenpflege als Ergänzung

Manchmal reicht die Pflege zu Hause durch Angehörige nicht aus oder Angehörige können die Art der Pflege nicht gewährleisten. Dann ist es möglich, dass gemäß § 36 SGB XI zusätzlich ›häusliche Krankenpflege‹ oder auch ›häusliche Pflege‹ verordnet wird.

Dann können die pflegenden Angehörigen einen ambulanten Pflegedienst dazuholen und sich bei der Pflege unterstützen lassen. Hierbei ist es unabhängig, ob es sich um **›Altenpflege‹** oder **›Krankenpflege‹** handelt.

Roboter – künstliche Intelligenz

Um den **›Pflegekollaps‹** zu verhindern, werden weltweit immer mehr Roboter eingesetzt. In Japan gibt es bereits die ersten (menschenähnlichen) Roboter, die im Bereich der Pflege eingesetzt werden, weil es auch dort immer mehr pflegebedürftige Menschen und immer weniger Pfleger gibt. In Nagasaki gibt es bereits das erste Roboterhotel, welches 24 Stunden lang von 100 Robotern geführt wird.

Auch China setzt bereits Computer ein und überwacht alte Menschen in ihren Wohnungen. Stoppt der Wasserverbrauch, wird automatisch ein Notruf abgesetzt und Hilfe geschickt.

Auch in Europa denkt man schon über Lösungen dieser Art nach, gerade weil viele Angehörige Geld verdienen müssen und keine Zeit für die Pflege neben dem Beruf haben. In Krankenhäusern soll (fehlendes) Pflegepersonal von Robotern ersetzt werden.

Es ist nur eine Frage der Zeit, bis auch in Deutschland Roboter im Bereich der häuslichen Pflege und im Pflegeheim eingesetzt werden. Die Caritas testet bereits den humanoiden Pflegeroboter ›Pepper‹, der mit den Senioren tanzt, seine Witze reißt und Geschichten erzählen kann.[55] Auch andere Pflegeeinrichtungen ziehen nach. Die Roboter gibt es mittlerweile auch als kuschelige Katze oder als flauschigen Hund.

---

[55] https://www.caritasnet.de/presse/pressemitteilungen/aktuelles/Pflege-4-00001.0-Kollege-Pepper-als-Helfer-und-Entertainer-in-der-Altenpflege

Pflegedoof®

My home is my castle

›Mein Zuhause ist mein Schloss.‹

Trotzdem ist es nicht jedem möglich, bis zum Tod in den eigenen vier Wänden zu leben. Jedes Jahr ziehen Tausende Menschen in ein Pflegeheim, denn die Versorgung durch Angehörige ist nicht immer gewährleistet.

2022 hatten wir in Deutschland **4,13 Millionen pflegebedürftige Menschen**.

Hierzulande gibt es (aber nur) 15.380 Pflegeheime und 14.688 ambulante Pflegedienste.[56]

Etwa 3,3 Millionen Menschen wurden 2019 zu Hause gepflegt, nur 818.000 wurden vollstationär versorgt.[57]

Ähnlich sieht es auch in Japan aus, fast jeder vierte der 127 Millionen Japaner ist älter als 65, weshalb das Land an einer Lösung tüftelt: an dem Einsatz von Robotern.

In Deutschland haben wir ebenfalls eine Zunahme von alten Menschen aufgrund der steigenden Lebenserwartung. Wir kommen hier an einen Punkt, an dem wir uns überlegen müssen, wo wir bzw. die alten Menschen wohnen können.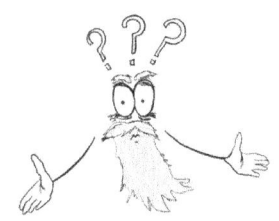

Darum zeige ich dir als Nächstes die **verschiedenen Formen** der Unterbringung.

---

[56] https://de.statista.com/themen/785/pflege-in-deutschland/#topicHeader__wrapper

[57] https://de.statista.com/statistik/daten/studie/36438/umfrage/anzahl-der-zu-hause-sowie-in-heimen-versorgten-pflegebeduerftigen-seit-1999/

Pflegedoof®

Dazu gehören

- ✓ betreutes Wohnen,
- ✓ Wohngemeinschaft,
- ✓ integriertes Wohnen,
- ✓ Behinderteneinrichtung,
- ✓ Altenheim,
- ✓ Altenwohnheim,
- ✓ Pflegeheim,
- ✓ Seniorenresidenz,
- ✓ Seniorenstift,
- ✓ Altendorf,
- ✓ Wohnheim.

Betreutes Wohnen

Im ›betreuten Wohnen‹ leben pflege- oder hilfebedürftige Menschen in betreuten Wohnanlagen zusammen. Sie haben die Möglichkeit, allein in ihren eigenen vier Wänden zu leben und sich Hilfsangebote dazuzubuchen. Vor allem Paare nehmen diese Möglichkeit häufig wahr. Diese Wohnform gibt es aber nicht nur für Senioren, sondern auch für Menschen mit Handicap, für Jugendliche, die nicht im Elternhaus leben können, für junge Erwachsene, die den Anforderungen des Lebens noch nicht gewachsen sind, und für psychisch Kranke. Ich habe dem betreuten Wohnen ein separates Kapitel gewidmet.

Wohngemeinschaft

Diese Wohnprojekte sind eine tolle Erfindung, wenn man gemeinschaftliches Wohnen mag und noch nicht so pflegebedürftig ist, dass man sich relativ alleine versorgen kann. Hier haben die Bewohner – wie zum Beispiel bei einer WG von Studierenden – ein eigenes Zimmer und gemeinschaftlich genutzte Räume wie Küche, Wohnzimmer und Bad. Die Bewohner organisieren ihr Zusammenleben selbst und nehmen nur bei Bedarf mobile Pflegedienste in Anspruch.

Stirbt ein Mitbewohner, darf danach maximal für **zwei weitere Wochen** Miete verlangt werden. Notfalls müssen die Erben die Restmiete übernehmen.

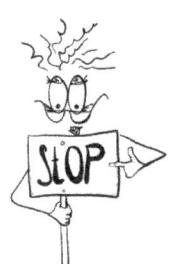

Integriertes Wohnen

Hierbei handelt es sich um eine Wohnform, bei der auch junge Menschen mit Handicap gemeinsam leben können, wobei die Einrichtung einen speziellen Träger hat. In einigen Wohnanlagen findet man auch mehrere Generationen unter einem Dach oder Wohngruppen mit bestimmten Handicaps, die sich gegenseitig unterstützen können. Das wirkt vor allem der Vereinsamung entgegen, die man nicht außer Acht lassen sollte. Es gibt eigene Zimmer und Gemeinschaftsräume sowie Unterstützung durch Fachpersonal.

Altenwohnheim

In einem ›Altenwohnheim‹ mieten sich Senioren ein (un)möbliertes Zimmer an und können sich in ihr eigenes Reich zurückziehen. Diese Wohnform bietet sich vor allem an, wenn die Bewohner keinen großen Pflegebedarf haben. Hier gibt es oft Freizeitangebote und Einkaufsmöglichkeiten sowie Arztpraxen in unmittelbarer Nähe. Die Senioren dürfen ihren eigenen Haushalt führen, oft gehören dann auch Küche und Badezimmer dazu.

Altenheim

In einem ›Altenheim‹ haben die Bewohner keinen eigenen Haushalt mehr, den sie selbstständig führen. Sie geben also einen Großteil ihrer Selbstbestimmtheit auf. Das Freizeitprogramm wird vom Altenheim selbst geregelt und die Senioren haben feste Tagesabläufe. Hier ist der Pflegeaufwand noch nicht so groß, dass die Bewohner bettlägerig sind. Die Grundversorgung wird jedoch gewährleistet.

Da in einem Altenheim oft Personalmangel herrscht, darf man auch einen ambulanten Pflegedienst in Anspruch nehmen.

Pflegeheim

Ein Pflegeheim ist für pflegebedürftige Menschen gedacht, die so schwer krank und/oder beeinträchtigt sind, dass sie sich allein nicht mehr versorgen können und auf ständige Hilfe angewiesen sind. Sie werden rund um die Uhr betreut. Hier werden die Bewohner straff durchgetaktet jeden Morgen zur selben Zeit geweckt, gewaschen und angezogen. Die Mahlzeiten sind vorgeschrieben und werden zu festen Zeiten serviert. Natürlich kann es auch hier – je nach Pflegegrad – Freizeitangebote geben, bei denen die Bewohner gemeinsam spielen oder basteln können. In der Regel gibt es feste Besuchszeiten, die man nur selten umgehen darf.

Seniorenresidenz

Ach, das klingt doch schon nach Urlaub und Luxus, oder?

Das Personal steht schon beim Einzug mit einem Glas Champagner bereit, ein weiterer reicht die Trauben. Dann geht es ab auf die Suite, denn natürlich ist das Zimmer mit einer 5-Sterne-Einrichtung versehen. Das Essen ist ein Genuss und die Freizeitangebote erinnern an ein Urlaubsressort der 1. Klasse.

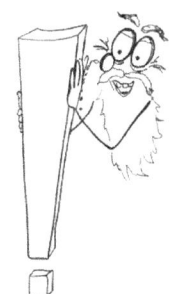

Der Begriff ›Seniorenresidenz‹ ist **kein geschützter Begriff** und natürlich gibt es Unterschiede. Manch ›normales‹ Altenheim lässt sich nur den Namen bezahlen, erbringt jedoch nicht die Residenzleistungen.

Glücklicherweise hat das BMFSFJ, das Bundesministerium für Familie, Senioren, Frauen und Jugend, Kriterien festgelegt, anhand derer man sich als Laie vergewissern kann, ob die Einrichtung wirklich die Standards einer Residenz hat.

Äußerlich unterscheiden sich die Residenzen oftmals nicht von einem Hotel. Die Bewohner haben kleinere Appartements und die Wohneinrichtungen müssen über den normalen Standard hinausgehen. Oft gibt es dort auch Wellnessangebote wie Schwimmbäder und Sauna, Büchereien und elegante Gemeinschaftsräume. Zudem gibt es ein vielseitiges Angebot an Freizeitmöglichkeiten sowie Pflegemaßnahmen, die ja nicht außer Acht gelassen werden sollten.

Wenn man schöne Beispiele sehen möchte, kann man sich mal die Elbschloss Residenz oder das Augustinum an der Hamburger

Elbe mit Restaurant in der Glaskuppel und Blick auf den Hamburger Hafen ansehen. Die teuerste Residenz ist das Augustinum bei Berlin mit monatlichen Kosten von 1.711 Euro und einem einmaligen ›Darlehen‹ von 18.000 Euro bei Aufnahme, welches erst mit dem Auszug zurückerstattet wird.

Bei Tests solcher Residenzen[58] sind auch einige unwirksame Vertragsklauseln mit den privaten Trägern zutage gekommen. Die muss man aber nicht fürchten, denn im Streitfall sind sie unzulässig.

Seniorenstift

Auch nach langen Recherchen ist es problematisch, den ›Seniorenstift‹ von der Seniorenresidenz zu unterscheiden. Auch hier haben die Senioren die Wahl zwischen eineinhalb bis drei Zimmern und das Mitbringen eigener Möbelstücke ist erlaubt. Die Badezimmer sind meistens top ausgestattet, die Appartements sind barrierefrei und mit Notrufsystem versehen. Sogar das eigene Auto darf mitgebracht werden. Oft gibt es hauseigene Restaurants und Cafés. Das Essen wird aber auch im Zimmer serviert, wenn man das möchte. Benötigt man Einkaufshilfe, gehen Mitarbeiter mit einkaufen. Man kann seine Räumlichkeiten selbst reinigen oder reinigen lassen, je nachdem, welchen Luxus der Geldbeutel hergibt. Kommt es zu einer erhöhten Pflegebedürftigkeit, kann ein mobiler Pflegedienst hinzugezogen werden, den die Pflegekasse bezahlt, sodass in der Regel auch kein Umzug in ein Pflegeheim notwendig ist.

---

[58] https://www.test.de/Seniorenresidenzen-Wie-im-Hotel-1336385-1336391/

Seniorendorf ist nicht Sun City

Das Modell wurde vom amerikanischen Modell >Sun City< (Sonnenstadt) / >Sunbelt< (Sonnengürtel) abgeleitet. Diese >Rentnerstädte< gibt es zum Beispiel in Florida oder Arizona. Sie sind bei zahlungskräftigen Senioren schon seit 1911 sehr beliebt. Wer in einer >Sun City< lebt, muss mindestens 55 Jahre alt sein, und mehr als 130 Freizeiteinrichtungen sorgen dafür, dass es den Einwohnern nie langweilig wird.

Es gibt Cheerleaderteams, wo die alten Damen in kurzen Kleidern tanzen und die Teams anfeuern, während die alten Herren den Mannschaftssport betreiben.

Es gibt Hundeclubs, Sportvereine, Bingoabende, aber auch Diskotheken mit Live-DJ.

Die Bordsteine sind abgeflacht, die Verkehrsschilder vergrößert. Die Wege zum Einkaufen sind kurz und Ärzte gibt es wie Sand am Meer. Es gibt kein Kindergeschrei und kaum Kriminalität.

Die positive Energie und der Spaß der Einwohner sind so überwältigend, dass sie das Sterben, welches natürlich auch dort nicht ausbleibt, in den Hintergrund rückt.

So lässt es sich altern und sterben – mit Freude am Leben.

Mittlerweile gibt es die ersten >Seniorendörfer< in Deutschland, die allerdings nicht vergleichbar sind. Im >Seniorenwohnpark< in Meppen, Niedersachsen, wurden 2011 auf etwa 19.000 Quadratmetern 36 Bungalow-Einfamilienhäuser für Senioren errichtet. Die Bewohner müssen mindestens 60 Jahre alt sein und zwischen 120.000 bis 180.000 Euro zahlen.

De facto gibt es jedoch die in den USA sehr beliebten >Sun Cities< in Deutschland nicht.

Pflegedoof®

Hier also mein Aufruf an alle reichen Unternehmer: Kauft Land, baut Häuser und gründet endlich Sun Cities auch in good old Germany! Wir haben – halte dich fest – 18,28 Millionen Menschen über 60 in Deutschland! Ist das nicht krass!?

Und kein einziges Partydorf für Senioren!

Warum ist noch keiner auf die Idee gekommen, eins zu bauen?

Sind deutsche Senioren nicht in der Lage zu feiern?

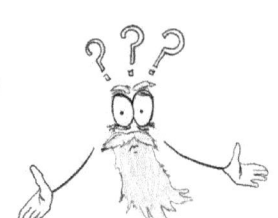

Oder ist die Altersarmut so hoch?

Oder wollen Deutsche lieber allein und unter sich bleiben?

Mir würde so eine ›Sun City‹ sehr gut gefallen.

Demenzdörfer

Wir haben in Deutschland keine Partydörfer für Senioren, dafür aber ›Demenzdörfer‹. Hier leben die Bewohner in Hausgemeinschaften in einer **nach außen abgeschlossenen** Siedlung.

Da Demenzkranke zum Beispiel nicht immer selbstständig nach Hause zurückfinden, dient die Einzäunung dem Schutz der Bewohner.

Die Menschen im ›Dorf der Vergesslichen‹ können es sich im Fitnessstudio, Café, Restaurant, Supermarkt oder beim Frisör gutgehen lassen und wenn sie sich verlaufen, kommen sie nicht so weit.

So ein >**Dorf der Vergesslichen**< gibt es
tatsächlich in Thailand, wo Familien die Entscheidung getroffen haben, ihre an Demenz erkrankten Familienmitglieder von Einheimi-
schen pflegen zu lassen.[59]

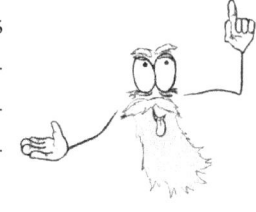

2014 öffnete das **erste** >**Demenzdorf**< in Hameln, ein zweites gibt es in Süssendell und ein drittes ist 2020 in Hohenroda,
Hessen, entstanden. Demenzdörfer sind mittlerweile über ganz
Europa verstreut und finden Anklang. Immerhin haben wir etwa
1,6 Millionen Menschen, die an Alzheimer erkrankt sind,[60] Hoch-
rechnungen weisen auf erschreckende 2,8 Millionen Betroffene
bis 2050 hin. Alzheimer ist mit 60 bis 70 Prozent die häufigste
Erkrankung. Leider gibt es jedoch noch mehr als Alzheimer.

Andere **Demenzformen** sind zum Beispiel

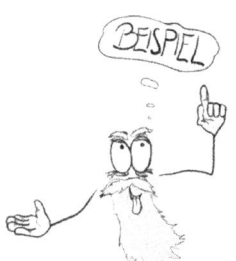

→ Lewy-Körper-Demenz,
→ vaskuläre Demenz,
→ Demenz bei Morbus Parkinson,
→ Creutzfeld-Jakob-Krankheit,
→ Korsakow-Syndrom.

---

[59] https://programm.ard.de/TV/Programm/Alle-Sender/?sendung=284864000705821

[60] https://www.deutsche-alzheimer.de/fileadmin/Alz/pdf/factsheets/infoblatt1_haeufig-
keit_demenzerkrankungen_dalzg.pdf

Exkurs: Demenz

Es gibt **50 verschiedene Formen von Demenz**, davon allerdings nur zwei Formen, die den Großteil der Demenz ausmachen: die ›Alzheimer-Demenz‹ und die ›vaskuläre‹ Demenz. Demenz wird durch mikroskopisch kleine Schädigungen des Gehirngewebes ausgelöst.[61] Das kann verschiedene Ursachen haben, Forschungen haben allerdings ergeben, dass ›Demenz‹ auch durch falsche Ernährung, Rauchen, übermäßigen Alkoholkonsum und Übergewicht gefördert wird.

Und jetzt kommt etwas, was die wenigsten verwundern dürfte: Industriezucker ist mitverantwortlich für diese Krankheit, die auch **›Diabetes Typ 3‹** genannt wird.[62]

US-Forscher vermuten, dass eine Überaktivierung des **›Fruktose-Survival-Pfads‹** im Gehirn ein treibender Faktor bei der Alzheimer-Krankheit ist.[63] Wir leiden in unserer Industrienation also an übermäßigem Zuckerkonsum, der vor allem durch die Lebensmittelindustrie gefördert wird, weil diese dafür sorgt, dass in so gut wie jedem be-/verarbeiteten Lebensmittel Industriezucker steckt.

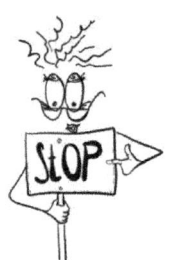

Das ist **sehr praktisch**, weil damit die Pharmaindustrie keine Kunden verliert.

---

[61] ›Das Gehirn‹, Rita Carter, S. 230

[62] ›Der Zucker-Kompass‹, Dr. Brigitte Bäuerlein, Irmingard Dexheimer, S. 63

[63] ›Der Zucker-Kompass‹, Dr. Brigitte Bäuerlein, Irmingard Dexheimer, S. 93

Leider gibt es auch keine Entwarnung mit Zuckerersatzstoffen, denn hier haben 2018 Wissenschaftler der Framingham-Heart-Studie bereits dargelegt, dass auch Süßstoff das Risiko erhöht, an Demenz zu erkranken.[64]

Man weiß mittlerweile auch, dass der Dickdarm eine tragende Rolle spielt. Demenzkranke haben weniger gute Bakterien im Darm, dafür aber eine Horde von entzündungsfördernden Bakterienstämmen, unter anderem verursacht durch Zucker.

In Australien läuft momentan das >Healthy Brain Project< mit 10.000 Teilnehmern, die über 5 Jahre beobachtet werden.[65]

Versuche mal, deine Gerichte frisch und selbst zu kochen und auf hohen Zuckerkonsum zu verzichten.

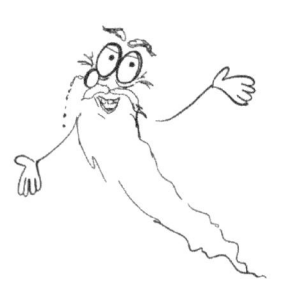

Erythrit ist ein guter **Zuckerersatz** aus der Natur, der in vielen Obstsorten und in Mais vorkommt. Er wird nicht wie Industriezucker im Mund verstoffwechselt, somit entsteht weniger Karies.

Erythrit wird größtenteils über den Dünndarm aufgenommen und unverändert über die Niere ausgeschieden. Es kommen also nur geringe Mengen im Dickdarm an. Gesundheitlich ist diese Alternative als unbedenklich eingestuft. Ich selbst stelle damit Schokolade und Weingummi her, damit umgeht man die unfassbar hohen Mengen von Industriezucker in Süßigkeiten der hiesigen Lebensmittelindustrie.

---

[64] https://www.framinghamheartstudy.org; https://www.aerzteblatt.de/nachrichten/74300/Framingham-Studie-sieht-Suessstoff-als-Schlaganfall-und-Demenzrisiko

[65] https://www.healthybrainproject.org.au

Paro - die Roboter-Robbe

Paro ist ein Kuscheltier, aber nicht irgendeins, sondern eine Roboter-Robbe, die ursprünglich in Japan entwickelt wurde, **um Demenzkranke zu unterstützen**. Die Flersheim-Stiftung in Bad Homburg nutzt diesen Roboter bereits. Die Robbe interagiert mit den Bewohnern, gibt Geräusche von sich und schlägt die Augen auf und nieder. Die Reaktionen der Bewohner sind durchweg positiv. Aber auch interaktive Katzen- und Hunde-Roboter werden bei Demenzkranken eingesetzt. Sie sind mittlerweile sogar erschwinglich und ich würde mich nicht wundern, wenn sie bald auch in Kinderzimmern von immer mehr psychisch belasteten Kindern zu finden sein werden.

Behinderteneinrichtung

Natürlich ist auch die Pflege in Behinderteneinrichtungen möglich, § 43a SGB XI. Hier steht vor allem die soziale Integration im Vordergrund, nicht die Pflege.

In diesen Wohn- und Wohnpflegeheimen leben Menschen ab dem vollendeten 18. Lebensjahr, die den Alltag nicht ohne fremde Hilfe bewältigen können. In der Regel haben die Bewohner der Behinderteneinrichtungen einen Pflegegrad 2 aufwärts.

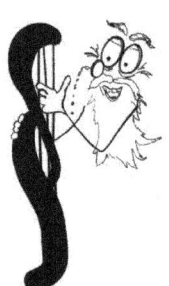

Seit dem 1. Januar 2022 gab es **Gesetzesänderungen**, um Menschen mit Behinderungen das Leben zu erleichtern.

Zu den Veränderungen gehören:[66]

✓ Änderungen bei existenzsichernden Leistungen
  + Mehrbedarf für die Aufbereitung von Warmwasser
  + Ausstattung mit persönlichem Schulbedarf
  + Barbeträge für volljährige Heimbewohner

✓ Änderungen im Bereich Pflege
  + Höhere Pflegesachleistungen (ab Pflegegrad 2)
  + Höheres Budget der Kurzzeitpflege
  + Gestaffelte Zuschüsse in stationären Einrichtungen der Pflege

✓ Leistungen zur Teilhabe am Arbeitsleben gemäß Teilhabestärkungsgesetz
  + Ausweitung des Budgets für Ausbildung
  + Einführung einer Ansprechstelle für Arbeitgeber

✓ Änderungen im Bereich Gesundheit
  + Kinderkrankengeld: 30 statt 10 Tage, Alleinerziehende haben 60 statt 20 Tage
  + E-Rezept für Ärzte und Apotheken
  + Erweiterung der elektronischen Patientenakte (ePA)

✓ Änderungen im Wohngeldgesetz[67]
  + Anheben des Wohngeldes um durchschnittlich 13 €/Monat

✓ Ergänzende unabhängige Teilhabeberatung (EUTB), das heißt eine unentgeltliche niedrigschwellige Beratung bei Fragen zu Rehabilitation und Teilhabe. Ab 2023 soll es dann Zuschüsse

---

[66] https://www.lebenshilfe.de/informieren/familie/neuerungen-fuer-menschen-mit-behinderung

[67] https://www.bundestag.de/dokumente/textarchiv/2022/kw41-de-wohngeld-912988

für Personal- und Sachkosten geben, was hier vor allem die Träger der Einrichtungen betrifft.

✓ Neuregelung zur Assistenz im Krankenhaus:

+ Zum 1. November 2022 wird die Begleitung von vertrauten Personen finanziell gestützt, das heißt Menschen, die Personen mit Behinderung im Krankenhaus und im Alltag unterstützen möchten.[68]

---

[68] §§ 44b SGB V, 113 Absatz 6, 121 Absatz 4 Nr. 7 SGB IX, Fassung ab 1. November 2022

Betreutes Wohnen

Ich kenne mittlerweile einige Menschen, die zwar ihre eigene Wohnung haben, aber in Häuserblocks leben, in denen nur Menschen ab 65 Jahren aufwärts leben. Das sind Einrichtungen des ›betreuten Wohnens‹, denn die Pflegedienste sind in den Häuserblocks gleich mit angesiedelt und können im Bedarfsfall mit Rat und Tat zur Seite stehen, und zwar rund um die Uhr.

Oft sind die Wartelisten sehr lang, einige kommen nur in den Genuss, weil zum Beispiel der Partner schwer erkrankt ist und den höchsten Pflegegrad hat.

Tatsächlich gibt es in diesem Wohnmodell nicht nur Miet-, sondern auch Eigentumswohnungen und jeder zahlt gewisse Grundleistungen. Diese Kosten gehen monatlich vom Konto des Bewohners ab. Dazu gehören oftmals ein Hausmeisterdienst sowie der Pflegedienst, der 24 Stunden ansprechbar ist. In einigen Einrichtungen gibt es zusätzlich einen Hausnotruf. Da dieser nicht überall dabei ist, ist es clever, sich vorher zu erkundigen, was alles in den Grundleistungen enthalten ist bzw. ob es diesen Notruf gibt. Wenn dem nicht so ist, kannst du diesen Service notfalls über wohltätige Vereine zu unterschiedlichen Kosten extern beauftragen.

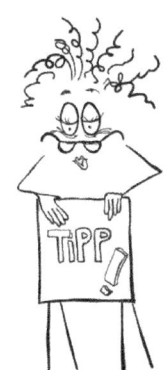

Ab Pflegegrad 1 übernimmt die Pflegekasse die Kosten für so einen **Hausnotruf**. Voraussetzung ist hier allerdings, dass die Person allein oder mit einer weiteren Person zusammenlebt, die nicht in der Lage ist, Hilfe zu holen.

Da es so viele verschiedene Modelle des betreuten Wohnens gibt, wurde die sogenannte >DIN 77800< erarbeitet. Diese Normierung bezieht sich auf die Grund- und Wahlleistungen des Trägers, auf die Vertragsgestaltung, das Wohnungsangebot und die qualitätssichernden Maßnahmen. Hiermit soll transparent gemacht werden, wie der Qualitätsstandard eingehalten wird. Die Einrichtungen werden durch Fachleute vor Ort begutachtet, anschließend wird ein Gutachten geschrieben.

Der **Vorteil** dieser Wohnform liegt klar auf der Hand.

Die Bewohner leben selbstständig in ihren eigenen vier Wänden, haben aber immer Hilfe vor Ort und können Kontakte mit Gleichaltrigen und vielleicht auch Gleichgesinnten schließen. Ich kenne einige Senioren, die sich so angefreundet haben und so den einen oder anderen lustigen Spielenachmittag gemeinsam verbringen.

Natürlich ist es immer eine Frage des Geschmacks, ob man eine derartige Wohnung mietet oder kauft.

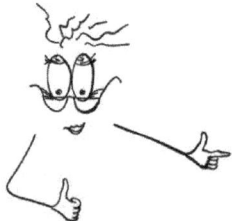

Ein Kauf ist eine Investition, die allerdings auch verpflichtet. Die Kinder und Enkelkinder können selbst oft erst ab einem bestimmten Alter in der Wohnung wohnen. In dem Fall wäre >Zwischenvermietung< eine Alternative.

Natürlich sind auch in diesem Wohnmodell Zuschüsse möglich, weil man hier genauso den ambulanten Pflegedienst (= Pflegesachleistungen) oder den nahen Verwandten als Pfleger (= Pflegegeld) hinzuziehen kann. Auch der Entlastungsbeitrag von 125 Euro pro Monat kann hier eingesetzt werden.

Notrufarmband oder -halskette

Beispielsweise gibt es einen Hausnotruf, der mit einem wasserfesten Notrufarmband oder einer wasserfesten Notrufhalskette gekoppelt ist. Diesen tragen die Senioren wie eine Uhr. Der Notruf wird über einen Knopf am Armband ausgelöst, wodurch die Hausnotrufzentrale kontaktiert wird.

Je nach vertraglichem Abschluss wird entweder die Vertrauensperson des Pflegebedürftigen/Bewohners, der Einsatzdienst oder der Rettungsdienst angerufen. Hierbei handelt es sich oftmals um das Basis-Paket. Meistens sind das Notrufarmband oder die Notrufhalskette mit einem zusätzlichen Basisgerät verbunden, welches in der Wohnung steht. Über dieses Gerät kann durch den installierten Lautsprecher ebenfalls kommuniziert werden. Umbauten in der Wohnung sind nicht notwendig.

Wird der Notruf versehentlich gedrückt, kann man über das Basisgerät schnell Entwarnung geben.

Im erweiterten Komfort-Paket hat der Vertragspartner einen Wohnungsschlüssel und ist innerhalb von wenigen Minuten in der Wohnung, um notfalls Erste Hilfe zu leisten.

Mittlerweile gibt es je nach Anbieter oftmals auch ein Premium-Paket. Bei dieser Leistung wird zusätzlich ein Bewegungsmelder in der Wohnung installiert. Hier wird dann auch – je nach vertraglicher Vereinbarung – einmal wöchentlich angerufen und nach dem persönlichen Wohlbefinden gefragt.

Manchmal bieten die karitativen Vereine und ambulanten Pflegedienste einen weiteren Zusatzservice an, bei dem man auch unterwegs geortet und gefunden werden kann.

Pflegedoof®

Auf die Kündigungsfristen solltest du im Vertrag beachten. Meistens ist eine monatliche Kündigung möglich. Wie auch bei anderen Verträgen gibt es im Todesfall ein Sonderkündigungsrecht, sodass man den Vertrag sofort kündigen kann.

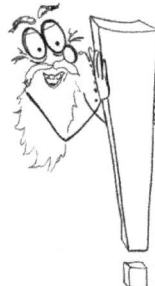 Der Hausnotruf gilt als **Pflegehilfsmittel** und wird bereits ab Pflegestufe 1 von der Pflegekasse übernommen, sofern man allein lebt oder mit einer Person, die so stark pflegebedürftig ist, dass sie kein Telefon mehr bedienen kann.

Er lässt sich als **›haushaltsnahe Dienstleistung‹** sogar steuerlich absetzen.

Wohnberechtigungsschein

Wie schon in meinem 1. Ratgeber ›Lebensdoof®‹ ausführlich erklärt, gibt es Wohnungen, die mit öffentlichen Mitteln gefördert wurden oder von kommunalen/städtischen Wohnungsgesellschaften an sozial schwächer gestellte Menschen vermietet werden, sogenannte ›Sozialwohnungen‹.

Um diese Wohnungen anmieten zu können, benötigt man einen sogenannten **›Wohnberechtigungsschein‹ (= WBS)**.

Auch Senioren sind berechtigt, einen ›WBS‹ zu beantragen. Unter Umständen kann sogar bei ›betreutem Wohnen‹ noch zusätzlich Wohngeld gewährt werden.

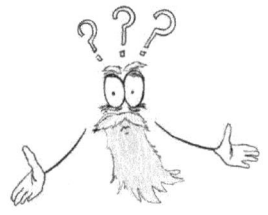 Wann ist jemand **›sozial schwächer gestellt‹** und kann so einen ›WBS‹ beantragen?

Ein ›WBS‹ hilft Einzelpersonen, Pärchen und Familien mit geringem Einkommen, bezahlbaren Wohnraum zu finden.

In der Regel bekommen folgende Personen **auf Antrag** einen ›WBS‹:

- ✓ Senioren mit geringer Rente
- ✓ Behinderte/Schwerbehinderte
- ✓ Empfänger von Hartz-IV-Leistungen
- ✓ Geringverdienende Alleinerziehende
- ✓ ausländische Mitbürger, die mindestens 12 Monate in Deutschland gemeldet sind
- ✓ Unter Umständen auch Auszubildende/Studierende

Die Bundesländer dürfen die Vergabe unterschiedlich handhaben und es gibt Freibeträge und Pauschalen, die vom Bruttojahreseinkommen abgezogen werden. Da es mittlerweile jedoch **alles** im Internet gibt, gibt es natürlich auch einen **WBS-Rechner**[69].

Egal, ob du nun ausgerechnet hast, dass du so einen ›WBS‹ bekommen kannst oder ob du hier unsicher bist, du kannst **immer** einen Schein im Wohnungsamt deiner Stadt/Kommune beantragen! Denn wenn du gemäß der Regularien zu viel Einkommen hast, wird dein Antrag abgelehnt.

Kosten für so einen Antrag entstehen dir nicht!

Meistens können Einzelpersonen ohne Kinder bis zu einem Bruttoeinkommen von 1.500 € gefördert werden.

Ein ›WBS‹ ist bereits bei einem Einkommen von 48.000 € netto (jährlich) gewährt worden.

---

[69] https://wbs-rechner.de/

Als **Einkommen** zählen zum Beispiel

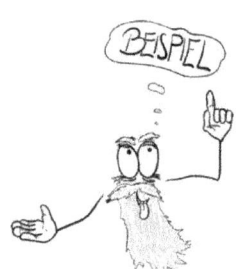

✓ Arbeitslosengeld,
✓ Krankengeld,
✓ Kurzarbeitergeld,
✓ Altersrenten,
✓ Einkünfte aus selbstständiger Arbeit,
✓ Einkünfte aus Kapitalvermögen,
✓ Weihnachts-/Urlaubsgeld,
✓ Sozialhilfe,
✓ etc.

Nicht zum Einkommen gehören zum Beispiel

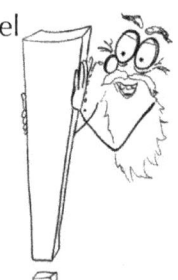

✓ Kindergeld,
✓ Wohngeld,
✓ Krankengeld,
✓ Blindengeld,
✓ Steuerrückzahlungen.

Den ›WBS‹ bekommst du nur, wenn du dauerhaft in Deutschland lebst. Manchmal kann es sein, dass die Städte fordern, dass du seit mindestens 2 Jahren hier lebst.

Also, du brauchst dich weder zu schämen noch zu grämen, beantrage das Ding und hole dir eine bezahlbare Wohnung!

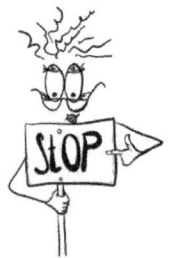

Du hast den ›WBS‹ beantragt und er wurde vom Wohnungsamt abgelehnt. Eine Erklärung von einer Behörde ist ein **Verwaltungsakt** (›VA‹) ist.

Wenn du der Meinung bist, aus einem bestimmten Grund hat die Behörde falsch entschieden, kannst und solltest du **>form- und fristgerecht<** **Widerspruch** einlegen. Wie du einen Widerspruch schreibst, findest du in diesem Buch im **Bonuskapitel.**

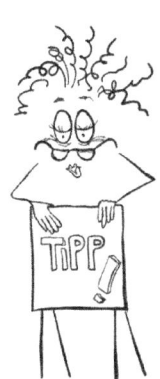

Unterlagen für den WBS

- ✓ Einkommenserklärung
- ✓ Einkommensbescheinigung (vom Arbeitgeber)
- ✓ Meldebescheinigung vom Einwohnermeldeamt (Kopie)
- ✓ Ausweis (Kopie vom Perso reicht)
- ✓ eventuell Partnerschaftserklärung (wenn ihr zu zweit beantragt)
- ✓ eventuell Heiratsurkunde (Kopie)
- ✓ Nachweis Bezug von Pflegegeld

Tauschbörsen

Wusstest du, dass es >Tauschbörsen< gibt, bei denen man quasi Talent oder Arbeit tauschen kann?

Hierüber kann man tatsächlich Gartenarbeit anbieten oder sein Wissen als Gärtner und bekommt dafür im Tausch Essen gekocht oder das Wissen eines Kochs.

Auch kann man zum Beispiel Einkäufe erledigen lassen und springt dafür als Babysitter ein.

Der Vorteil liegt klar auf der Hand: Niemand muss über (viel) Geld verfügen, denn es wird Zeit, Wissen und Leistung getauscht. Und solche Aktivitäten können auch für Senioren interessant sein.

Solche Nachbarschaftshilfen werden mitunter auch von Vereinen angeboten[70] oder auch von der **>Bundesarbeitsgemeinschaft der Freiwilligenagenturen<**[71].

Ehrenamtliche Seniorenberater

Wir haben in Deutschland 18,3 Millionen Senioren[72] und viele von ihnen leben ziemlich isoliert. Bei meiner Recherche fand ich heraus, dass es im Landkreis Weißenburg-Gunzenhausen, Bayern, mittlerweile **>mobile Seniorenberater<** gibt. Diese fahren durch die Kommunen und sprechen bei ihren Einsätzen Senioren aktiv an, um ihnen Angebote aufzuzeigen, die einer Isolation entgegenwirken können. Auf Wunsch vernetzen sie die Senioren untereinander.

Ich finde die Idee grandios, bundesweit **>Senior-Streetworker<** einzusetzen, die die einsamen Senioren auffangen. Ich wünsche mir, dass diese Idee von mehr engagierten, seriösen Anbietern und Trägern aufgegriffen wird.

Nicht überall gibt es Mehrgenerationenhäuser als Anlaufstelle und es gibt einige Menschen, die sich nicht trauen, Seniorenangebote von allein aufzugreifen. Mit ›Senior-Streetworkern‹ könnte man sie sicherlich besser motivieren und ihnen Mut machen, sich anderen anzuschließen und Freizeitmöglichkeiten wahrzunehmen.

---

[70] https://www.netzwerk-nachbarschaft.net, https://www.deinnachbar.de

[71] www.bagfa.de

[72] Stand 2020

Essen auf Rädern

Nicht jeder Senior ist ein Meisterkoch. Es soll vorkommen, dass jemand in 80 Jahren nicht einmal einen Kochlöffel in der Hand gehalten hat. Wenn jemand also nicht (mehr) kochen kann – oder nicht mag –, gibt es bundesweit verschiedene Einrichtungen, die das zubereitete Essen direkt nach Hause liefern. Die Preise sind in der Regel günstiger, als wenn man sich vom Restaurant um die Ecke beliefern lässt.

Fahr- und Begleitdienste

Nicht jeder ist in der glücklichen Lage, dass mobile Angehörige zur Verfügung stehen. Auch für diese Fälle ist deutschlandweit das Angebot vorhanden, sich durch Fahr- und Begleitdienste helfen zu lassen. Die Mitarbeiter kommen mit barrierefreien Fahrzeugen, nehmen die Senioren mit und fahren sie zum Arzt oder anderen Terminen. Es gibt auch Begleitpersonen, die mit Senioren auf ein Musikkonzert oder ins Museum gehen. Diese Angebote ermöglichen es den Senioren, mobil zu sein und gegebenenfalls am kulturellen Leben weiterhin teilzunehmen. Sollte es noch nicht genügend Begleitpersonen geben, dann ist das für den ein oder anderen vielleicht eine Geschäftsidee.

Das sichere Haus

Bereits 1959 wurde der Verein DSH (Deutsches Kuratorium für Sicherheit in Heim und Freizeit e. V.) von Unfallversicherungsträgern der öffentlichen Hand, den heutigen Unfallkassen, gegründet und so wurde die Aktion ›Das sichere Haus‹[73] ins Leben gerufen.

---

[73] https://das-sichere-haus.de

Pflegedoof®

Pro Jahr sterben zwischen 8.000 und 11.000 Menschen an den Folgen eines Unfalls im Haushalt. Zur Minimierung dieser Unfälle hat der DSH sechs verschiedene Broschüren, unter anderem **>Sicher alt werden<** und **>Sicher zu Hause pflegen<** erstellt.

Ein Blick ins Internet lohnt sich, um seine ältere Generation zu Hause abzusichern.

Die Geschäftsstelle des Vereins befindet sich seit 2001 in Hamburg.

Neue Wohnung, neues Glück

Dieses Päckchen aus unserem Problemsäckchen ist wohl eines der schwersten: der Umzug, und somit der Weg ins Pflegeheim. Ich kenne einige Fälle, bei denen sich die Senioren zwar nach langen Gesprächen (äußerlich) fügten, aber kurz vor ihrem Umzug ins Pflegeheim aus lauter Kummer starben, denn sie sollten ihre vertraute Umgebung verlassen und ihre Selbstständigkeit komplett aufgeben.

Leider kann sich nicht jedes Pflegeheim mit Ruhm bekleckern. Doch ich habe auch Einrichtungen gesehen, in denen sehr junge Menschen viel Freude bei der Betreuung hatten, Spielenachmittage und vieles mehr organisiert haben.

Leider ist es auch nicht so, dass sich die Probleme mit dem Einzug in eine stationäre Einrichtung in Luft auflösen.

Schön wär's.

Checkliste[74] erstellen

Kommen wir zum Problempäckchen >Umzug<.

Umzüge muss man mögen – die meisten tun es nicht.

Warum?

Ganz einfach, weil vielen das nötige Kleingeld fehlt, um ihn durch eine professionelle Umzugsfirma stemmen zu lassen. Und dann muss man wirklich alles allein denken und es allein schaffen. Ein Umzugsunternehmen würde bedeuten, da packen andere für dich Hunderte von Kartons, schleppen, ächzen, schwitzen und haben

---

[74] Meine Checkliste findest du im **Bonuskapitel**.

schmerzende Arme, während du im Wellnesshotel auf der Massageliege liegst und dich mal so richtig kräftig durchkneten lässt.

Ich kann davon ein Liedchen trällern, denn ich habe 11 Umzüge **ohne Umzugsunternehmen** gemeistert.

Du darfst mich also Umzugsprofi nennen – und nein, ich möchte nicht helfen. Ich mag Umzüge nicht!

Man verplempert damit wertvolle Lebenszeit, Zeit, die man sinnvoll mit einem Cocktail schlürfend am Strand verbringen könnte. Noch dazu zehrt ein Umzug an den Nerven und auch körperlich merkt man, was man getan hat.

Leider kommt man in den meisten Fällen nicht ums Anpacken herum, zumindest nicht, wenn man helfen möchte, persönliche Erinnerungen von angesammeltem Müll zu trennen.

In diesem Zusammenhang wünsche ich niemandem, eine verwahrloste Messiewohnung ausräumen zu müssen, in der man nur noch mit Schutzanzug durch meterhohe Müllberge wandeln kann. Ich glaube, in so einem Fall wäre der Bagger mit Abrissbirne die beste Variante, denn hier noch Persönliches unter Tonnen von Müll zu finden, ist relativ unwahrscheinlich.

So ein Umzug erfordert viel und gute Organisation, vor allem wenn es für eine pflegebedürftige Person ist, die vielleicht schon lange in ihrer Wohnung oder in ihrem Haus lebt.

Du solltest dir ausreichend Zeit für das Sortieren und Verabschieden nehmen. Vertrau mir, so etwas schaffst du nicht an einem Tag, es sei denn, du kannst zaubern.

Sobald du ein geeignetes Heim gefunden hast, muss die alte Wohnung oder das Haus auf- und ausgeräumt werden. Ein Haushalt wird aufgelöst und dafür brauchst du Zeit.

Handelt es sich um ein Haus oder eine Wohnung in Eigentum, und soll diese(s) verkauft werden, ist es günstig, dies über eine Immobilienfirma zu machen, der du vertraust.

Kündigung der Wohnung

Wohnt der/die Pflegebedürftige in einer Mietwohnung, muss diese termingerecht und vor allem schriftlich gekündigt werden.

Hierzu solltest du einen Blick in den Mietvertrag werfen, was dort geregelt ist. Normalerweise gilt eine **Kündigungsfrist** von 3 Monaten, wobei die Kündigung nachweisbar (!) bis zum 3. Werktag eines Monats beim Vermieter eingehen muss.

Wichtig ist, dass **alle Mieter** den Mietvertrag **unterschreiben** müssen.

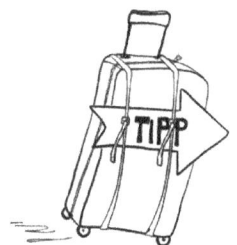

Ist die Wohnung von beiden Elternteilen angemietet worden, einer von beiden aber (jüngst) verstorben, füge der Kündigung eine **Kopie der Sterbeurkunde** bei.

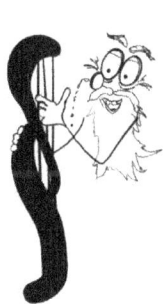

Manchmal gibt es ein **Sonderkündigungsrecht** – zum Beispiel wenn die Miete zu stark erhöht wird oder die Wohnung kleiner ist als im Mietvertrag angegeben – allerdings reicht die Begründung des Umzugs in ein Pflegeheim **nicht** aus.

Außerordentlich kündigen kannst du bei einer Mieterhöhung, § 561 BGB, oder im Todesfall, § 580 BGB.

Online-Dschungel

Der Nachteil am Internet-Dschungel ist, dass nicht unerhebliche Gefahren lauern. Der Vorteil liegt jedoch auf der Hand: Man muss sich weder die Hacken ablaufen noch die Finger am Telefon wund wählen.

Viele Einrichtungen sieht man auf Bildern oftmals bis in die kleinste Zimmerecke. Dabei kann man davon ausgehen, dass diese eher seltener intensiv mit einem Bildbearbeitungsprogramm verbessert wurden.

Wenn man allerdings gleich von vornherein auf seriösen Trampelpfaden wandeln will, bietet es sich an, zu wissen, wo man diese findet.

Ein Anbieter, den auch die Verbraucherzentrale empfiehlt, ist das >Heimverzeichnis der Gesellschaft zur Förderung der Lebensqualität im Alter und bei Behinderung<[75]. Hier sind bundesweit 1.100 Einrichtungen mit dem Qualitätssiegel ›Grüner Haken‹ gekennzeichnet.

Seit 2020 gibt es für Pflegeheime nämlich ein neues System der Qualitätsmessung und -darstellung.

Durch das Chaos im Pflegeland in den letzten zwei Jahren werden einige Qualitätsprüfungen und -indikatoren allerdings erst Mitte 2022 oder später zu erwarten sein.

Sind die Webseiten freundlich und transparent oder wenig informativ? Wichtig wie bei allen Angeboten im Internet: Immer mit einer Prise **Instinkt** rangehen und lieber einmal mehr und tiefer

---

[75] https://heimverzeichnis.de/lebensqualitat

gucken als leichtfertig einen Vertrag unterzeichnen. Um eine Entscheidung zu treffen, ist ein **Termin vor Ort** immer noch am besten.

Mit allen Sinnen prüfen

Worauf solltest und darfst du achten?

Bitte schaue dir alle infrage kommenden Einrichtungen persönlich an – oder schicke eine Person deines Vertrauens, wenn du zum Beispiel durch einen Auslandsaufenthalt zu weit weg bist.

Schließe, wenn möglich, niemals einen wichtigen Vertrag ab, ohne vorher vor Ort gewesen zu sein.

Das ist wie mit einem Urlaubshotel. Du kannst mit der Katze im Sack entsprechende Erfahrungen sammeln. Der Unterschied ist jedoch, dass es sich um einen Urlaub handelt. In einem Pflegeheim möchtest du jedoch dauerhaft wohnen.

Glaub es oder nicht: Wir Menschen sind mit einem 6. und 7. Sinn ausgestattet.

Der 6. Sinn erlaubt uns, die Wahrnehmung im Hier und Jetzt aufzunehmen, während der 7. die Vorahnung nährt.

In Asien werden große, teure und wichtige Gebäude **niemals** ohne einen Feng-Shui-Meister gebaut und eröffnet. Das ist kein Witz und auch kein Hokuspokus.

Jeder, der sich schon einmal annähernd mit Feng-Shui befasst hat, weiß, dass die Lehre ihre Berechtigung hat.

Mittlerweile gibt es sogar Innenausstatter und Feng-Shui-Berater in Deutschland, die auch Senioreneinrichtungen so einrichten, dass die positive Energie, das Qi (ausgesprochen: Tschi) fließen kann.

Die Räumlichkeiten sind lichtdurchflutet, scheinen aufgeräumt und harmonisch. Die Farben sind so gewählt, dass sie die Seele der Besucher und Bewohner schon beim bloßen Anblick leuchten und lächeln lassen. Es gibt runde Formen, gemütliche Sitzecken und niemand hat die Wandecke im Rücken. Auch in den Zimmern stehen die Betten nicht zwischen Fenster und Tür, der (Schreib-)Tisch mit Stuhl sind so aufgestellt, dass der Sitzende nicht die Tür im Rücken hat.

Jeder möchte sich dort freiwillig aufhalten, weil es so gemütlich eingerichtet ist.

Achte bei deinem **Besichtigungstermin** auf die Atmosphäre.

✓ Wie ist der Kontakt zwischen den Pflegekräften und den Bewohnern?

✓ Wirkt das Personal gestresst oder nimmt es sich Zeit?

✓ Wie ist die Sauberkeit, riecht es angenehm, wirken die Pflegebedürftigen gepflegt?

✓ Was gibt es für Freizeitangebote?

✓ Wie sehen die Gemeinschaftsräume aus und was für Aktivitäten gibt es überhaupt?

✓ Was steht auf dem Speiseplan? Darfst du bei deiner Stippvisite an so einem Mittagessen teilnehmen (und mit den anderen Bewohnern sprechen)?

Ich bin erstaunt, aber es soll tatsächlich Heimeinrichtungen geben, bei denen man zeitlich befristet ›probewohnen‹ darf. Gibt es ein solches Angebot, ist das die beste Möglichkeit, um zu sehen, ob der oder die Pflegebedürftige sich dort wohlfühlt.

Liebe Einrichtungsleiter: Holt euch einen Feng-Shui-Berater und checkt eure Einrichtung, ob es **Verbesserungsmöglichkeiten** gibt. Eure Kunden werden es euch danken.

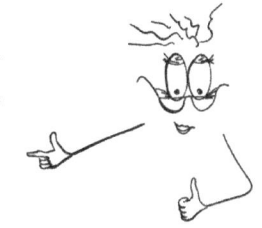

Reservierungsgebühren und WBVG

In den vergangenen Jahren ist es immer wieder vorgekommen, dass Pflegeheime eine Reservierungsgebühr für einen Pflegeplatz erhoben haben – und die Wartelisten sind lang.

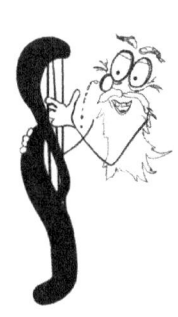

Mit der Entscheidung des Bundesgerichtshofs vom 15. Juli 2021 (BGH, Az. III ZR 225/20) dürfen Pflegeheime für Wartelisten keine Reservierungsgebühren mehr verlangen, unabhängig davon, ob es sich um gesetzlich oder privat versicherte Pflegebedürftige handelt.

Verankert ist hier der Rechtsgedanke in § 15 Absatz 1 Satz 1 WBVG i. V. m. § 87a Absatz 1 Satz 4 SGB XI.

Man sollte meinen, wir haben freie Vertragsgestaltung in Deutschland und ein ausreichendes, abschließendes Bürgerliches Gesetzbuch. Aber wir wissen auch, dass der Deutsche Gesetze liebt. Deshalb sollte es uns nicht überraschen, dass es auch für diesen Fall ein Gesetz gibt. Das **Wohn- und Betreuungsvertragsgesetz** (WBVG) ist 2009 in Kraft getreten.

Warum wurde es erlassen?

Ganz einfach, der Personenkreis der Pflegebedürftigen soll noch einmal besonders geschützt werden, denn es gilt für Menschen, die aufgrund ihrer Behinderung, ihres Alters oder Pflegebedürftigkeit auf Hilfe angewiesen sind.

Es bestimmt, welche Infos **vor Vertragsschluss** kommuniziert werden müssen und was alles in einen Vertrag gehört. Aber es wird auch geregelt, was passiert, wenn sich der Pflege- oder Betreuungsbedarf ändert oder wann so ein Vertrag gekündigt werden kann.

Das ›WBVG‹ zählt nicht für klassische Pflegeheime, sondern nur für neue Wohnformen wie zum Beispiel ›betreutes Wohnen‹ und ›ambulant betreute Wohngemeinschaften‹.

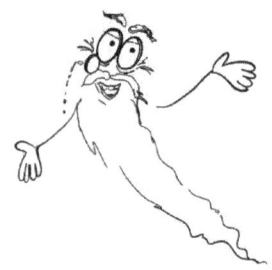

Drum prüfe, wer sich ewig bindet ...

Ja, ja, unsere Vorfahren hatten nicht nur doofe Sprüche.

Einige haben durchaus ihre Berechtigung.

Schon den ganz jungen Menschen habe ich sehr ausführlich in meinem Ratgeber **›Lebensdoof®‹** beschrieben, wie wichtig es ist, Verträge vor der Unterschrift zu prüfen. An dieser Stelle weise ich dich darauf hin, zu überprüfen, ob und in welcher Höhe die **Kosten für das Pflegeheim** von der Pflege- und Krankenkasse sowie von der Rente des Betroffenen abgedeckt sind.

Sobald du also alles organisiert hast, ist der Weg ins Pflegeheim frei. Schauen wir uns also im nächsten Kapitel an, was dich oder deine Angehörigen dort erwartet.

Rechte im Pflegeheim

Seit 2009 gibt es mit dem ›Wohn- und Betreuungsvertragsgesetz‹ eine wichtige Rechtsgrundlage für den Schutz von Pflegebedürftigen. Zusätzlich gibt es in jedem Bundesland ein **›Heimgesetz‹**, in dem die Gestaltung von Verträgen und Mitwirkungsmöglichkeiten geregelt sind. Wusstest du, dass es sogar die Möglichkeit gibt, einen **›Heimbeirat‹** zu wählen? Einen Beirat kennst du vielleicht schon aus der Schule, der Kita oder von deinem Arbeitsplatz.

In diesem ›Heimbeirat‹ haben die Heimbewohner einen gewählten Beirat, der sich um die Belange der Bewohner kümmert und mitwirken darf bei den Themen, die das Wohnen und die Bewohner betreffen. Das ist eine tolle Sache, denn so können auch die Bewohner ihre Interessen vertreten und haben Menschen, die sich in punkto Heimordnung, Verpflegung und Freizeitgestaltung für die Heimbewohner starkmachen.[76]

Neben den Beiräten gibt es auch die **Bundesarbeitsgemeinschaft der Seniorenorganisation** (BAGSO)[77], die die Interessen der älteren Generationen in Deutschland unterstützt.

DigitalPakt Alter[78]

Die **BAGSO** setzt sich dafür ein, dass auch Senioren digital fit gemacht werden. Das finde ich klasse und ich wünsche jedem einzelnen Teilnehmer, dass er oder sie viel Freude damit hat.

---

[76] Eine informative Seite hierzu: https://www.heimbeirat.de

[77] https://www.bagso.de

[78] https://www.digitalpakt-alter.de

Noch immer gibt es Senioren, die den Sinn in der Nutzung von digitalen Medien nicht sehen können. Aus diesem Grund lass uns gemeinsam einen Blick darauf werfen.

Ältere Menschen, die nicht mehr so mobil sind, haben durch ein Mobiltelefon, Tablet, einen Computer und das Internet die Möglichkeit, am sozialen Leben teilzuhaben.

Gerade die zwei Covid-19-Jahre waren seit Jahrzehnten sicherlich die schwersten für unsere Ältesten. Ich kannte einen 101-Jährigen. Er hätte lieber seine Familie weiterhin gesehen, als isoliert zu sterben.

Die Digitalisierung ersetzt zwar keine Zusammentreffen, aber sie ermöglicht ein ›Dabeisein‹, sei es bei Hochzeiten, Beerdigungen oder Familienfesten.

Und wenn der Nachwuchs auf einem anderen Kontinent lebt, hat man heute durch das **Internet** kurze Informationswege und kann innerhalb von Bruchteilen einer Sekunde Fotos, Sprachnachrichten und Videos empfangen und versenden.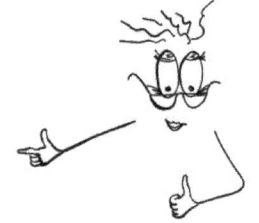

Ich genieße diesen Vorteil, denn so kann ich Kontakt halten zu Freunden und Familie, auch wenn sie am anderen Ende der Welt leben.

Nehmen wir nur mal an, die Pflegeheime bieten als Freizeitgestaltung ein Projekt an, bei dem die Senioren mittels **›Virtual Reality‹**-Brille (VR-Headset) auf eine Kreuzfahrt gehen.

Wie genial ist das denn?!

So etwas gibt es!

Ich habe diese Erfahrung als Journalistin auf einer Reisemesse machen dürfen. Man setzt diese Brillen auf und geht durch den virtuell gestalteten Raum. Das ist so krass für die Seele – ich wette, die Teilnehmer kommen aus dem Grinsen nicht mehr heraus. Das Gehirn unterscheidet nicht zwischen echter Realität und virtueller Realität. Emotionen entstehen und beeinflussen das Lebensgefühl.

Und es soll bitte keine Pflegeeinrichtung kommen und sagen: »Uns fehlt das Geld.«

Wo ein Wille ist …

>DigitalPakt Alter< fördert die Anschaffung digitaler Geräte mit je 2.000 Euro. Ich bin sicher, dass es noch mehr Projekte gibt und mithilfe von Aktionen oder auch Crowdfunding kann man die gesamten Kosten einholen. Mithilfe von Crowdfunding werden Projekte ermöglicht, in dem sich andere finanziell an der Sache beteiligen (Schwarmfinanzierung).

Es gibt auch Kurse, in denen die Senioren lernen, wie sie den Laptop oder das Smartphone bedienen. Ich sehe in meiner eigenen Familie, dass die Bedienung funktioniert, es ist nur eine Frage des Willens, ob sich die Menschen darauf einlassen.

Ich schätze, wenn Generation Z 70 Jahre alt ist, also 2070 bis 2090, haben alle Hologramme vor sich und zocken und kommunizieren wie die Weltmeister.

Natürlich birgt die Nutzung von Internet auch Gefahren.

Das sehen wir bei unseren Kindern, die ganz schnell mal auf einen Knopf gedrückt haben und schwups, ist ein Abo abgeschlossen.

Darum finde ich das Projekt >Digitalführerschein<[79] so interessant. Hier wird den Teilnehmern – und das können auch Pflegekräfte sein, die sich fortbilden – beigebracht, wie man sich vor Schadsoftware, also schädlichen Programmen oder >digitalen Viren<, die die Geräte lahmlegen können, schützt. Hier lernt man den sicheren Umgang mit Medien und das ist aus meiner Sicht nicht nur ein geniales Projekt für Senioren.

Wie bist du offline geschützt?

Es ist eine Sache, dass Gesetze geschaffen wurden, die Pflegebedürftige schützen, weil sie besonders schützenswerte sind, denn sie können sich oftmals nicht mehr in der Stärke verteidigen, wie das bei jungen Löwen der Fall ist.

Einen verständlichen Leitfaden für das WBVG hat die **Bundesinteressenvertretung für alte und pflegebetroffene Menschen e. V.** (BIVA) in Bonn herausgegeben,[80] ebenso die Verbraucherzentrale[81].

Wenn Streitigkeiten entstehen und eine zufriedenstellende Lösung mit der Pflegeeinrichtung in weiter Ferne scheint, kann man verschiedene Stellen aufsuchen. So hilft zum Beispiel **Allgemeine Verbraucherschlichtungsstelle** des Zentrums für Schlichtung e. V.[82], außergerichtlich zu vermitteln. Außerdem gibt es die

---

[79] https://difü.de/digitalfuehrerschein/

[80] https://www.biva.de/dokumente/broschueren/wbvg-leitfaden.pdf

[81] https://www.verbraucherzentrale.de/wissen/gesundheit-pflege/pflege-im-heim/ihre-rechte-in-pflegeeinrichtungen-10786

[82] https://www.verbraucher-schlichter.de/start

Heimaufsicht in Deutschland, die vom Informationsportal Pflege-
güte sehr übersichtlich aufbereitet wurde.[83]

Vertrag kommt von vertragen

Die Vertragswelt ist für den Laien – und auch für Juristen – manchmal ein Dschungel mit vielen Rätseln. Damit es für die Menschen
einfacher ist, die sich nicht damit auskennen und die aufgrund ihres Alters und/oder Bildungsstandes schnell auf der Nase landen
können, gibt es – wie oben schon beschrieben – neben dem
>Wohn- und Betreuungsvertragsgesetz< auch noch
länderspezifische >Heimgesetze<.

Davon aber mal abgesehen, wissen trotzdem viele nicht, **was** in
einen Vertrag gehört und **wie** der überhaupt zustande kommt.

»Na, mit meiner Unterschrift«, sagst du jetzt vielleicht.

Und damit hast du auch recht.

Nehmen wir mal an, du suchst für deine Mutter einen Heimplatz,
hast auch einen gefunden und sitzt nun dort im Büro und sollst ein
mehrseitiges Pamphlet von vollgeschriebenen Seiten unterzeichnen.

Das überfordert erst einmal die allermeisten.

Und da die Vertragswelt frei gestaltbar ist, gibt es auch zig verschiedene Ausführungen von Heimverträgen und **nicht den**
Mustervertrag.

Trotzdem gibt es ein paar Punkte, die ich dir hier mitgeben möchte
und worauf du achten solltest.

---

[83] https://www.pflegegüte.de/ratgeber/hilfreiche-adressen/heimaufsicht-deutschland

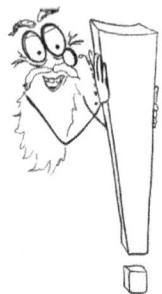 Interessanterweise gibt es die sogenannte ›vorvertragliche Informationen‹, die der Träger des Pflegeheimes **vor dem Vertragsabschluss schriftlich** vorlegen muss, und zwar in klar verständlicher Sprache, § 3 WBVG, das heißt also nicht in hochgestochenem Juristendeutsch.

Günstig ist es, immer eine zweite Person als Zeuge – sowohl vom Pflegeheim aus als auch vom Pflegebedürftigen oder dessen Angehörigen/Betreuer – beim Gespräch dabei zu haben, wenn die ›vorvertraglichen Informationen‹ besprochen werden. Dann ist man hinterher auf der sichereren Seite, wenn es um die Beweispflicht geht, weil man vergessen hat, etwas zu notieren, oder weil man notierte Dinge falsch verstanden hat.

Was gehört in die vorvertraglichen Informationen[84]?

✓ Ausstattung und Lage des Gebäudes
✓ Nutzungsbedingungen für alle Bereiche
✓ Größe des Wohnraumes des Pflegebedürftigen
✓ Verpflegung
✓ Inhalt und Umfang von Pflege- und Betreuungsleistungen
✓ Konzept der Pflegeeinrichtung
✓ Kosten für den Pflegebedürftigen
✓ Vereinbarungen zur Behandlung der persönlichen Dinge des Pflegebedürftigen im Todesfall
✓ Vertragsanpassungen bei Änderungen des Gesundheitszustandes
✓ Ergebnisse der Qualitätsprüfung durch den MDK

---

[84] Eine detaillierte Auflistung findest du im **Bonuskapitel.**

All diese Informationen dürfen auch in einer **Broschüre** oder in einem **Flyer** stehen. 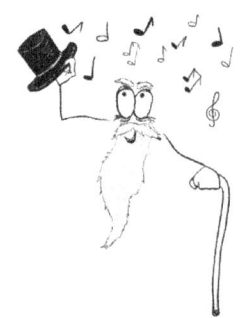 Der Vorteil darin liegt klar auf der Hand: Die Pflegebedürftigen und ihre Angehörigen können genau prüfen, ob das Pflegeheim für sie passend ist. Sie können zudem die Angebote leichter mit anderen Pflegeheimen vergleichen.

Exkurs: Streitbeilegungsverfahren

Da wir Deutschen Gesetze lieben, gibt ein sogenanntes ›**Verbraucherstreitbeilegungsgesetz**‹ (VSBG)[85]. Hiernach werden Streitigkeiten vor einer anerkannten privaten oder einer behördlichen Verbraucherschlichtungsstelle ausgetragen.

Ich persönlich finde es erschreckend, dass es notwendig war, hierzu ein extra Gesetz zu erlassen, denn es zeigt, dass die Konflikte in der Vergangenheit offenbar zu einem unbefriedigenden Ergebnis führten und die Gerichte überlastet waren.

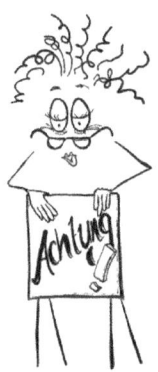

Es gibt Fälle, in denen die Pflegebedürftigen direkt von einer Klinik in ein Pflegeheim gehen, weil sie zu Hause nicht entsprechend versorgt werden können. Hier fehlt es dann oft an der rechtzeitigen Bekanntgabe der ›**vorvertraglichen Informationen**‹. In diesen Fällen dürfen die Pflegeheime die Informationen bei Vertragsschluss oder auch nachträglich vorlegen.

---

[85] https://www.verbraucherstreitbeilegung.de/vsbg-verbraucherstreitbeilegungsgesetz/

Hier kann der Pflegebedürftige dann allerdings innerhalb von zwei Wochen nach Erhalt der vorvertraglichen Informationen fristlos kündigen.

Das gehört in einen Heimvertrag

✓ Wichtig: Einbeziehung der vorvertraglichen Informationen (fehlen diese im Vertrag, muss das im Vertrag stehen)
✓ Namen der Vertragspartner
✓ Datum des Vertragsschlusses
✓ Datum der Aufnahme des Bewohners
✓ Detaillierte Auflistung der Leistungen der Pflegeeinrichtung
✓ Pflegekosten des Bewohners
✓ Hotelkosten des Bewohners (Verpflegung und Unterkunft)
✓ Investitionskosten des Bewohners
✓ Kündigungsfristen und Sonderkündigungsrecht
✓ Unterschrift des pflegenden Angehörigen ›i. V.‹ oder ›i. A.‹ (in Vertretung oder im Auftrag **immer** zur Unterschrift dazuschreiben)
✓ Sicherheitsleistung, sofern erlaubt
✓ Vorsicht: **keine** Schuldbeitrittserklärung/Haftungsübernahme

Exkurs: Sicherheitsleistung

Vergleichbar mit der Mietkaution einer Wohnung darf auch ein Pflegeheim unter bestimmten Voraussetzungen eine ›Sicherheitsleistung‹ in Höhe von **maximal 2 Monatsbeiträgen** verlangen, obwohl es gemäß § 14 WBVG **ein ›Kautionsverbot‹**

gibt. Das wurde mit einer Entscheidung des Bundesgerichtshofs bestätigt.[86]

Dies gilt allerdings nur für vollstationäre und Kurzzeit-Pflegeheime, die gemäß § 91 SGB XI eine >Kostenerstattungsvereinbarung< getroffen haben. Hier geht es um sogenannte >Selbstzahler<, die keine Leistungen gemäß §§ 42, 43 SGB XI erhalten. Hier will man die Einrichtung schützen, falls der Pflegebedürftige zahlungsunfähig wird. Hier rechnet das Pflegeheim also nicht mit der Pflegekasse ab, sondern direkt mit dem Heimbewohner. Diese ›Sicherheitsleistung‹ betrifft nur die Überlassung von Wohnraum und kann vom Heimbewohner als

✓ Zahlung oder
✓ Bankbürgschaft geleistet werden.

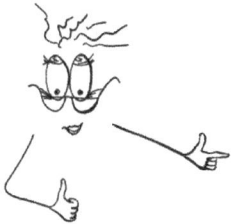

Wenn der Pflegebedürftige eine Zahlung leisten will, müssen ihm 3 Monatsraten zugestanden werden. Etwaige **Zinsen** für die Geldanlage gehören dem Pflegebedürftigen.

Haftungsübernahme durch Angehörige

Es kommt vor, dass es im Vertrag **eine >Schuldbeitrittserklärung<** oder **>Haftungsübernahmeerklärung<** gibt, die die Angehörigen oder Betreuer verpflichten, für Zahlungen einzuspringen, wenn der Pflegebedürftige nicht zahlen kann. Das kann durchaus sehr teuer werden, denn dann darf das Pflegeheim

---

[86] BGH, Az. III ZR 36/17, vom 05.04.2018

bei jedem Betrag, der nicht mehr von der Rente und den Leistungen der Kassen gedeckt ist, beim Angehörigen oder Betreuer anklopfen und diese müssen dann bezahlen. Hierbei kann es auch um kleinere Kosten gehen, die man normalerweise als ›Taschengeld‹-Anschaffungen bezeichnen würde. Darunter fallen Bücher, Zeitungen und Snacks.

Hierzu gibt es noch keine klare gesetzliche Regelung. Die Verbraucherzentrale rät eindeutig davon ab, solche Vertragsbestimmungen zu unterzeichnen. Sie dürfen auch handschriftlich von dir durchgestrichen und gegengezeichnet werden. Lass dir das bei einer Streichung dringend vom Pflegeheim gegenzeichnen und bewahre den Vertrag gut auf, gerne auch als digitale Version.

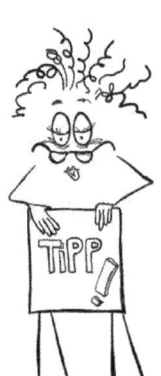

Bitte vergleiche die Infos mit dem Vertrag **vor** deiner Unterschrift. Werden dir in den vorvertraglichen Informationen zum Beispiel ein Zimmer mit Balkon angeboten und im Vertrag ist es plötzlich das Zimmer im Erdgeschoss mit Terrasse, obwohl der Pflegebedürftige Angst hat, im Erdgeschoss zu wohnen, akzeptierst du die Änderung, sobald du unterschrieben hast.

Exkurs: einrichtungseinheitlicher Eigenanteil

Seit 1. Januar 2017 gibt es den sogenannten **einrichtungseinheitlichen Eigenanteil** (EEE)[87]. Dieser bezeichnet den Eigenanteil jedes Heimbewohners unabhängig vom Bundesland und des Pflegegrades. Die Berechnung erfolgt aus der Differenz zwischen den von der gesetzlichen Pflegeversicherung übernommen

---

[87] https://www.pflegeversicherung-tarif.de/einrichtungseinheitlicher-eigenanteil

Kosten und dem Pflegesatz des Pflegeheims. Da sich die Pflege-kasse seit 1. Januar 2022 mit einem zusätzlichen Leistungszu-schlag beteiligt, sinkt damit der Eigenanteil. Dieser variiert erstaun-licherweise von Bundesland zu Bundesland. Während er in Sach-sen-Anhalt mit 672 Euro am niedrigsten liegt, ist er in Baden-Würt-temberg bei 1.222 Euro verankert (Stand Januar 2023). Da lohnt es sich glatt, über einen Umzug nachzudenken.

Leistungszuschlag

Seit 1. Januar 2022 zahlt die Pflegekasse einen prozentualen, ge-staffelten Leistungszuschlag auf den EEE. Dieser ist von der Dauer der vollstationären Pflege abhängig.[88]

→ Bis 12 Monate: 5 Prozent des zu zahlenden Eigenanteils
→ Mehr als 12 Monate: 25 Prozent des zu zahlenden Eigenanteils
→ Mehr als 24 Monate: 45 Prozent des zu zahlenden Eigenanteils
→ Mehr als 36 Monate: 70 Prozent des zu zahlenden Eigenanteils

Was, mehr Kosten?

Machen wir uns nichts vor, wenn man sagt, Kinder kosten so viel wie ein Eigenheim, kann man bei Senioren einen ähnlichen Ein-druck bekommen. Und obwohl die Kinder von Senioren durch ihre berufliche Stellung durchaus besser gestellt sein können als Eltern mit kleinen Kindern, kann so ein Umzug in ein Pflegeheim Kosten verursachen, die den Urlaub der pflegenden Angehörigen ganz schnell auf Balkonien verlagern können.

---

[88] https://aok-pfiff.de/leistungen-der-pflegeversicherung/stationaere-pflege

Pflegedoof®

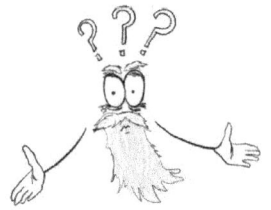 **Welche** Kostenänderungen dürfen die Pflegeheime berechnen?
Wie oft darf erhöht werden?
Wann darf erhöht werden?
Was darf erhöht werden?

Das sind alles Fragen, mit denen man sich durchaus beschäftigen sollte, denn natürlich kann so eine Pflege der Eltern auch schnell mal ein paar Jahre dauern. Der Umzug in ein Pflegeheim bedeutet nicht, dass die Pflegebedürftigen kürzer leben.

Tatsächlich kommt es vor, dass in unregelmäßigen Abständen plötzlich höhere Kosten auf die Pflegebedürftigen oder ihre Familien zukommen.

Plötzlich kostet die Hilfe beim Duschen keine 3,50 Euro mehr, sondern 4 Euro, weil die Ausbildungskosten gestiegen sind.

Solche Preiserhöhungen sind nur erlaubt, wenn sich die Berechnungsgrundlagen ändern und das Pflegeheim **vor** Rechnungsstellung **schriftlich** darüber informiert und auch begründet hat.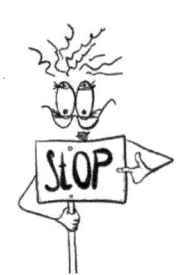

Generell gilt, dass Pflegeheime ihre Preise nur nach Zustimmung erhöhen dürfen. So erkämpfte es die Verbraucherzentrale Bundesverband e. V. beim Bundesgerichtshof.[89]

---

[89] BGH, Az. III ZR 279/15, vom 12.05.2016

Will ein Pflegeheim also eine deutliche preisliche Erhöhung der Hotelkosten durchsetzen, muss der Heimbewohner oder dessen Betreuer/Angehöriger damit einverstanden sein. Fehlt dieses Einverständnis, gilt das **Sonderkündigungsrecht.**

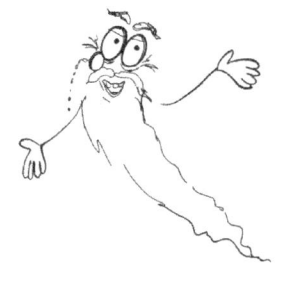

Besitzstandsschutz

Natürlich gibt es Pflegebedürftige, die bereits VOR dem 31.12.2016 in einem Pflegeheim untergebracht waren und Leistungen bezogen haben. Für sie galt seit der Änderung am 01.01.2017 weiterhin der alte Kostensatz für den Eigenanteil. Das heißt, wenn der Eigenanteil ab 2017 höher war als 2016, zahlte die Pflegekasse die Differenz als sogenannten ›Besitzstandschutz‹. Dieser ist jedoch ab dem 01.01.2022 hinfällig geworden, weil es seitdem den prozentualen Leistungszuschlag gibt, der bei diesen Fällen bei 70 Prozent liegt.

Hilfsmittel im Pflegeheim

Nun könnte man meinen, so ein Pflegeheim muss doch super ausgestattet sein und stellt sämtliche Hilfsmittel für Pflegebedürftige kostenlos zur Verfügung ähnlich wie der Kindergarten, der ja für das Vorhandensein von Spielzeug auch nichts extra berechnet.

Ganz so ist es jedoch nicht.

Die Grundversorgung wird in der Regel vom Pflegeheim abgedeckt. Aufgrund mehrerer Urteile des Bundessozialgerichts vom

Pflegedoof®

10. Februar 2000[90] hat eine Arbeitsgruppe mit Vertretern der Kranken- und Pflegekassen sowie dem Bundesministerium für Gesundheit am 14. März 2003 einen Abgrenzungskatalog verabschiedet. Hier sind unter anderem die Hilfsmittel aufgezählt, die zur Grundausstattung eines Pflegeheims gehören.

Das gehört zur Grundausstattung[91]:

✓ Duschrollstühle, Haltegriffe im Bad, Wannenlift
✓ Toilettenstühle
✓ Schnabeltassen
✓ Zimmerrollstühle, Rollatoren, Gehstöcke, Anziehhilfen, Lifte, Rampen, Hebebühnen, Treppenfahrzeuge
✓ Bettschutzauflagen, Lagerungsrollen
✓ Blutdruckmessgeräte, Blutzuckermessgeräte, Personenwaagen

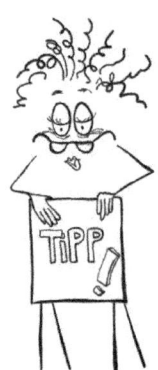

Benötigen die Pflegebedürftigen **weitere Hilfsmittel**, die nicht zur Grundausstattung des Pflegeheims gehören, gibt es die Möglichkeit, diese über den behandelnden Arzt bei der Krankenkasse zu beantragen.

---

[90] BSG-Urteile, Az. B 3 KR 24/99 R; B 3 KR 25/99 R; B 3 KR 26/99 R; B 3 KR 28/99 R

[91] https://www.kbv.de/media/sp/Abgrenzungskatalog_Hilfsmittelversorgung_Pflegeheime.pdf

Zu weiteren Hilfsmitteln gehören:

- ✓ Hilfsmittel für die medizinische Behandlung
- ✓ Hilfsmittel für das Verhindern von Erkrankungen
- ✓ Hilfsmittel, die individuell angepasst werden wie zum Beispiel Brillen, Hörgeräte oder Prothesen
- ✓ Hilfsmittel, die aufgrund einer Behinderung notwendig sind, um am alltäglichen Leben teilzunehmen
- ✓ Hilfsmittel für die Mobilität außerhalb der Einrichtung wie zum Beispiel ein eigener Rollstuhl/Rollator

Im wahren Leben sind die Abgrenzungen nicht immer ganz einfach, darum hilft der Abgrenzungskatalog.

Wenn zwei sich streiten ...

... freut sich leider nicht immer der Dritte. (Der Dritte ist hier dann manchmal der Anwalt.)

Wenn es Probleme mit dem Pflegeheim gibt, weil Sie als Angehörige der Meinung sind, ein bestimmtes Hilfsmittel gehört zur Grundausstattung, das Pflegeheim lehnt dies aber ab, bleibt oft nur der Weg über die Zivilgerichte.

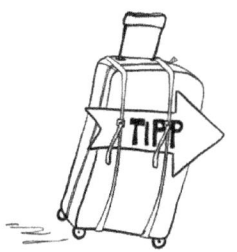

Lehnt die Krankenkasse die Übernahme der Kosten für bestimmtes Hilfsmittel ab, kannst du erst **Widerspruch** einlegen und wenn der ebenfalls abgelehnt wird, mithilfe eines Anwalts Klage vor dem Sozialgericht einreichen.

Pflegedoof®

Exkurs: Umlage von Ausbildungskosten?

Damit der Pflegeberuf nicht ausstirbt und auch der Nachwuchs bundesweit Ausbildungen machen kann, werden nach den §§ 26 ff. des Pflegeberufegesetzes (PflBG), das seit 01.01.2020 in Kraft ist, die Ausbildungskosten von ALLEN Trägern anteilmäßig verlangt, egal ob sie selbst ausbilden oder nicht. Diese Beiträge werden monatlich in den Ausbildungsfonds abgeführt und so auch die Einrichtungen unterstützt, die Mehrkosten durch die Ausbildung von Personal haben. Auch Pflegeschulen bekommen einen finanziellen Ausgleich aus dem Fonds. Diese Kosten werden auf die Pflegebedürftigen umgelegt. Bisherige Bestrebungen, für alle Deutschen eine Beteiligung durch Steuern zu erwirken, waren bisher erfolglos.

Ich finde das Modell sehr interessant, denn ich habe zum Beispiel noch nie eine Rechnung von meinem Schornsteinfeger bekommen, wo er die Ausbildungskosten der Auszubildenden an mich weitergereicht hat.

Costa quanta im Pflegeheim

Kommen wir zum Problemsäckchen der Kosten in einem Pflegeheim.

Man könnte meinen, wenn man dort schon für den Wohnraum und die Pflege so viel Geld hinblättert, hat sich das damit erledigt.

Aber leider ist dem nicht so, denn auch hier gilt es, noch so einiges zu beachten.

Kommen wir zum positiven Punkt: Die Pflegekasse und auch die Krankenkassen zahlen genauso die Zuschüsse für einen Heimbewohner wie für einen Pflegebedürftigen in den eigenen vier Wänden.

Die Leistungen hören nicht auf, nur weil jemand die Unterbringung in einem Pflegeheim in Anspruch nimmt.

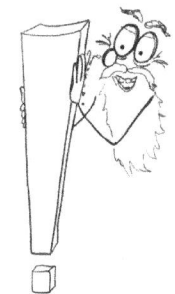

Allerdings sind die Kosten für die Unterkunft, Verpflegung und die Investitionskosten selbst zu tragen.

Unterkunft und Verpflegung sind klar, die müssen ja auch außerhalb einer Heimunterbringung von dem Pflegebedürftigen und/oder seinen Angehörigen getragen werden.

Die Investitionskosten haben wir uns bereits angeschaut. Hier geht es um Kosten, die das Pflegeheim benötigt, um es instand zu halten oder auch Anschaffungen zu tätigen. Diese müssen vom Bewohner getragen werden, wenn das Pflegeheim keine öffentlichen Fördermittel erhält. In diesem Fall würde sonst eine Doppelfinanzierung bestehen. Sie sind als ›außergewöhnliche Belastung‹ steuerlich absetzbar.[92] Die Investitionskosten variieren pro Bundesland zwischen 284 Euro (Sachsen-Anhalt) und 570 Euro (Bremen)[93] (Stand Januar 2023).

Wer also ein Pflegeheim sucht, sollte nicht nur auf die Ausstattung und die Lage achten, sondern auch auf die Kosten, die über den Geldbeutel des Pflegebedürftigen hinausgehen.

Leider gibt es auch **Negativbeispiele**, denn immer wieder kommt es zu Problemen und Missständen in Pflegeheimen.

Im April 2022 brachte die Hessenschau einen Bericht über ein Frankfurter Pflegeheim, in dem die Pflegebedürftigen nicht mehr ausreichend gewaschen und versorgt wurden. Tagelang hat man sie in ihren eigenen Fäkalien liegen lassen.

Der mögliche Grund: Das Pflegeheim steht im Verdacht, Gewinne erwirtschaften zu wollen und die Ausgaben so niedrig wie möglich zu halten. Der VdK wünscht sich eine Art ›Meldestelle‹, an die sich Betroffene und Angehörige wenden können, wenn es im Pflegeheim Missstände gibt. Dies kann bis zur Schließung des Heims führen.

Der Pflege-TÜV des MDK sei 2019 angepasst worden, aber durch die Pandemie sind viele Kontrollen ausgefallen.

Das ist aus meiner Sicht eine schwache Erklärung dafür, dass man Menschen unwürdig ›verwahrt‹ und quasi ›zu Tode pflegt‹, ohne dass die öffentlichen Stellen, die für das Qualitätsmanagement zuständig sind, davon Wind bekommen.

---

[92] https://www.biva.de/deutsches-pflegesystem/pflege-leistungen-finanzierung/stationaer/investitionskosten/

[93] https://www.sozialpolitik-aktuell.de/files/sozialpolitik-aktuell/_Politikfelder/Gesundheitswesen/Datensammlung/PDF-Dateien/abbVI49_Thema_Monat_02_2020.pdf

Bitte lege dir ein **Tagebuch** an und notiere darin Ort, Datum, Uhrzeit und Missstand im Pflegeheim. Dies ist sehr wichtig, weil du nur mit diesen Aufzeichnungen dafür sorgen kannst, dass **gegen Missstände** einer Einrichtung vorgegangen wird.

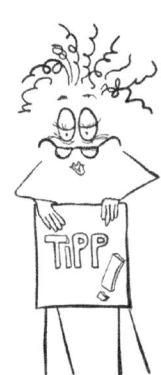

Pflegewohngeld

So, wie es für den nicht pflegebedürftigen sozial schwachen Einwohner in Deutschland die Möglichkeit gibt, ›Wohngeld‹ zu beantragen, gibt es diese Möglichkeit auch für Pflegebedürftige, die in einer vollstationären Einrichtung, also einem Pflegeheim, untergebracht sind und deren ›Einkommen‹ oder ›Vermögen‹ nicht reicht, um die Kosten zu decken. Allerdings gibt es das ›Pflegewohngeld‹ nur noch in Mecklenburg-Vorpommern, Nordrhein-Westfalen und Schleswig-Holstein. Hamburg, Niedersachsen und Saarland haben es wieder abgeschafft, die anderen Bundesländer hatten diese soziale Unterstützung nicht.

Du oder die Pflegekasse?

Die Pflegeversicherung wurde erst am 1. Januar 1995 als eigenständiger Zweig der Sozialversicherung eingeführt. Alle, die gesetzlich krankenversichert sind, sind automatisch auch gesetzlich pflegeversichert.

Alle privat Krankenversicherten sind auch privat pflegeversichert.

Sobald ein Pflegegrad beantragt wird, kommt ein Gutachter vom MDK oder der privaten Pflegeversicherung, um zu überprüfen, wie pflegebedürftig die Person wirklich ist. Der monatliche Zuschuss der Pflegekasse hängt vom erstellten Gutachten ab.

Die Pflegekosten eines Pflegeheims sind in der Regel höher als die Leistungen der Pflegekasse, das sollte man immer im Blick haben.

Wie bereits im Kapitel >**Pflegefall und das gestuft?**< ausführlich beschrieben, gibt es unterschiedliche Gelder je nach Pflegegrad. Diese kann man auf jeden Fall für die Kosten im Pflegeheim nutzen.

Pflegegrad 1

Hier bekommt man nur einen geringen Zuschuss in Höhe von 125 Euro. Bei dieser Einstufung ist es fraglich, ob eine vollstationäre Unterbringung wirklich schon Sinn ergibt.

Pflegegrad 2 bis 5

Die Zuschüsse erhöhen sich, weil sich natürlich auch mit steigendem Pflegegrad der Bedarf erhöht. Was sich allerdings geändert hat, ist der Eigenanteil (EEE), der seit Januar 2017 von jedem Bewohner unabhängig vom Pflegegrad in gleicher Höhe (je nach Bundesland) zu entrichten ist.

Das hat den Vorteil, dass der Pflegebedürftige keine Angst zu haben braucht, dass die Kosten für die Pflege mit steigendem Pflegegrad ebenfalls steigen und er mehr zahlen muss.

Einzig können die Beträge von Pflegeheim zu Pflegeheim variieren.

Zusätzlich können Pflegebedürftige und ihre Angehörigen nun aufatmen, denn seit Juni 2022 gibt es einen Leistungszuschlag bei durchgehend stationärer Pflege in Höhe von 25 Prozent, der durch die Pflegekasse gezahlt wird.

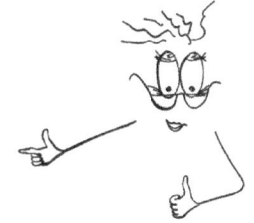

Der Zuschlag wird **automatisch** gezahlt. Wird diese seitens der Pflegekasse übersehen, bitte **nachhaken**.

Bereits ab dem 1. Tag des Einzuges in ein Pflegeheim gibt es einen Zuschlag von 5 Prozent des pflegebedingten Eigenanteils (EEE), nach einer Bezugsdauer von 12 Monaten steigt der Zuschlag dann auf 25 Prozent, nach 24 Monaten sogar auf 45 Prozent und nach 36 Monaten auf 70 Prozent.

Wer kann Sozialhilfe bekommen?

Wie du in diesem Buch wahrscheinlich bereits gelesen hast, können Menschen, die über ein zu geringes Einkommen (bzw. Rente) verfügen, Sozialhilfe beantragen, wenn sie den Eigenanteil der Pflegekosten nicht aufbringen können.

Zunächst muss jemand für die Bewilligung auf Sozialhilfe (zusätzlich zu den Pflegegeldern) ›pflegebedürftig‹ sein, § 61a SGB XII.

Dann müssen durch die Zuschüsse der Pflegeversicherung und der Krankenkasse die Kosten für die Pflege nicht abgedeckt werden können.

Außerdem darf weder der Pflegebedürftige noch sein Ehegatte über ausreichend Vermögen oder Einkommen verfügen, um die Mittel für die Pflege aufzubringen. Hierzu muss das gesamte Einkommen dem Sozialamt offengelegt werden. Und zuletzt muss das

Ausmaß der Pflegebedürftigkeit festgestellt und der Pflegegrad gemäß § 61b SGB XII zugeordnet werden.

Ist jemand zum Beispiel erblindet, werden Sozialleistungen nur anteilig bewilligt, da die Person zusätzlich Blindenhilfe, § 72 SGB XII, bekommt.

Die Unterstützung für den Mehraufwand bei blinden Menschen beträgt 293 Euro, wenn sie unter 18 Jahre alt sind, und 585 Euro, wenn sie volljährig sind.

In diese Kategorie fallen auch Obdachlose, die vor ihrer Pflegebedürftigkeit aufgrund ihrer Lage keine Pflegeversicherung abgeschlossen haben.

Heimkosten bei Abwesenheit

Es kommt vor, dass Pflegebedürftige ins Krankenhaus müssen, zur Reha, Kur oder in den Urlaub fahren.

Jeder würde nun denken, wenn ich vier Wochen in den Urlaub fahre, bekomme ich von meinem Vermieter auch kein Geld zurück, warum sollte dies bei einem Pflegeheim der Fall sein.

Selbes trifft auf die Reha zu, denn auch hier muss ich meinem Vermieter weiterhin die Miete für meine Wohnung zahlen.

Wie sieht es nun aber in einem Pflegeheim aus?

Hier werden ja nicht nur Kosten für den Wohnraum, sondern auch für die Pflege und Verpflegung berechnet.

Diese Leistungen nimmt der Pflegebedürftige bei Abwesenheit jedoch nicht in Anspruch. Glänzt der Bewohner länger als drei volle Tage – also jeweils 24 Stunden – im Pflegeheim mit Abwesenheit, muss der Pflegeheimbetreiber das Entgelt senken, da er weniger zu tun hat, spart er Geld. Diese Einsparung muss an den Pflegebedürftigen weitergegeben werden. Gemäß § 87a SGB XI Absatz 1 Satz 4 muss der Heimbewohner bei Abwesenheit also nur die reduzierten Pflegekosten bezahlen.

Bleibt es beim verlängerten Wochenende im Kreise der Familie, wird auch der volle Beitrag berechnet, auch wenn der Pflegebedürftige die Leistungen nicht an Anspruch nimmt. Sicherlich ist es jedoch in diesem Fall möglich, mit dem Heim im Vertrag festzuhalten, dass bei Ausflügen von bis zu 4 Tagen zumindest die Verpflegung nicht mit abgerechnet wird.

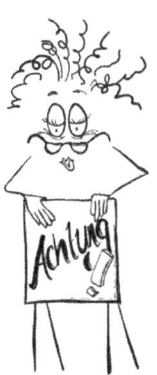

Bei Abwesenheit muss die Heimleitung mindestens 25 Prozent der Kosten für Unterkunft, Verpflegung und Pflege abziehen.

Welcher Prozentsatz abgezogen wird, richtet sich danach, in welchem Bundesland der Pflegebedürftige im Pflegeheim untergebracht ist, weil diese Regelungen auf Landesebene getroffen werden.

Die Investitionskosten, die von den Bewohnern für die Instandhaltung der Gebäude und Anschaffungen für das Pflegeheim mitgetragen werden müssen, dürfen nicht reduziert und müssen somit weiterbezahlt werden, denn diese spart das Pflegeheim nicht ein.

Nun kann es vorkommen, dass der Bewohner mehrere Wochen in ein Krankenhaus muss mit anschließender Reha. Per Gesetz ist das Heim jedoch nur verpflichtet, den Platz für 42 Tage Abwesenheit im Jahr freizuhalten.

Ich persönlich finde diese gesetzliche Regelung etwas unglücklich, denn die Überraschung kann groß sein, wenn der Bewohner vier Wochen in der Klinik liegt und anschließend noch vier Wochen bei der Reha ist und bei Rückkehr feststellt, dass sein Zimmer anderweitig belegt wurde.

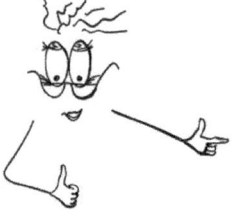

Lieber **vorher** miteinander sprechen, um gemeinsam Lösungen zu finden.

Selbstzahler aufgepasst!

Da Verträge enorm wichtig sind, solltest du auch darauf achten, dass eine Regelung festgehalten wird/wurde, die bei Abwesenheit greift. Dies ist vor allem bei Selbstzahlern wichtig, die direkt mit dem Heim und nicht über die Pflegekasse abrechnen.

Hier ist unbedingt darauf zu achten, dass im Vertrag auch festgehalten wird, in welcher Höhe der Beitrag für wie viele Tage Abwesenheit gesenkt wird, weil es erstaunlicherweise für diesen Fall **keine** gesetzliche Reglung gibt.

Der Satz »Wer schreibt, der bleibt.« hat sich immer wieder bewahrheitet. Es ist wichtig, jeden einzelnen Punkt in einem Vertrag schriftlich festzuhalten. Das erspart hinterher hässliche Streitereien.

Pflegevertrag kündigen

So ein Heimvertrag wird in der Regel nach § 4 WBVG auf unbestimmte Zeit geschlossen, es sei denn, beide Parteien wollen den Vertrag nur für eine bestimmte Zeit abschließen.

Wie jeden anderen Vertrag auch, kann man natürlich auch einen Vertrag mit einem Pflegeheim kündigen.

Aber **wie** funktioniert das?

Was musst du beachten?

Wann kannst du kündigen?

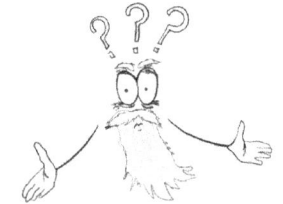

So eine Kündigung kann von beiden Vertragsseiten ausgesprochen werden. Unangenehmer ist es natürlich, wenn das Pflegeheim aus welchen Gründen auch immer dem Pflegebedürftigen kündigt.

Hier sind die Rechte auch nicht gleich verteilt.

Während der Pflegebedürftige oder dessen Angehörige/Betreuer jederzeit zum 3. Werktag eines Monats **ohne Begründung** kündigen darf, ist es andersherum erheblich schwerer.

Pflegeheim kündigt – und nun?

Das Pflegeheim darf nur unter bestimmten Umständen kündigen, muss das schriftlich machen und vor allem MIT Begründung.

Der Jurist sagt, während dem Bewohner ein ordentliches UND außerordentliches Recht der Kündigung zusteht, steht dem Pflegeheim nur ein außerordentliches Kündigungsrecht zur Verfügung.

Das bedeutet, das Pflegeheim braucht einen besonderen Grund, denn Pflegebedürftige sind besonders schutzbedürftig und ein Umzug ist eine große Zumutung. Zu diesem besonderen Kündigungsgrund muss vor allem eine besondere Härte hinzukommen. Das heißt, es muss dem Pflegeheim unzumutbar sein, den Vertrag fortzuführen.

In § 12 des **Wohn- und Betreuungsvertragsgesetzes** (WBVG) werden weitere Gründe genannt.

Der Betrieb wird eingestellt

Wenn ein Heim zum Beispiel umgebaut oder geschlossen wird oder wenn die Heimplätze reduziert werden müssen, dann kann vom Heim eine Kündigung ausgesprochen werden. Wird das Heim geschlossen, muss dem Pflegebedürftigen eine Ersatzeinrichtung genannt und unter Umständen die Kosten des Umzugs erstattet werden. Hier bietet sich eine Rechtsberatung durch einen Anwalt an.

Der Bewohner verweigert die fachgerechte Pflege

Es kommt immer wieder mal vor, dass ein Bewohner die fachgerechte Pflege verweigert, vor allem, wenn sich der Gesundheitszustand verschlechtert und andere Maßnahmen erforderlich sind. Hier wird das Pflegeheim dem Bewohner eine Frist setzen, die Maßnahmen zu akzeptieren. Weigert sich der Betroffene, kann das Pflegeheim zum 3. Werktag eines Kalendermonats zum Ende des nächsten Monats kündigen. Hier bietet es sich an, mit Engelszungen und Fransen am Bart auf den Pflegebedürftigen einzureden, weil dieser sich womöglich auch im nächsten Pflegeheim gegen die Pflegemaßnahmen weigern wird.

Fachgerechte Pflege ist nach gesundheitlicher Änderung nicht mehr möglich

Alle Pflegemaßnahmen werden in den vorvertraglichen Informationen und im Vertrag festgehalten. Jetzt kann es vorkommen, dass der Bewohner durch ein plötzlich auftretendes Ereignis wie einen Schlaganfall oder Herzinfarkt medizinische Versorgung benötigt, die in dem Heim nicht gewährleistet werden kann. Nicht jedes Heim ist zum Beispiel in der Lage, die Bewohner auch maschinell beatmen zu lassen. In so einem Fall ist es dem Heim nicht zumutbar, die Technik und das Personal anzuschaffen. Es darf also ohne Einhaltung einer Frist kündigen, denn wenn jemand zum Beispiel beatmet werden muss, muss er natürlich so schnell wie möglich verlegt werden, um ihn am Leben zu halten. Da die Leistung vom Heim nicht mehr erbracht werden kann, ergibt ein Festhalten am Vertrag keinen Sinn.

Der (ehemalige) Bewohner benötigt eine andere Versorgung, die er woanders auch bezahlen muss. Eine doppelte Zahlung in beiden Heimen wäre eine unnötige Belastung für die Betroffenen.

Grobe Vertragsverletzung durch den Bewohner

Es gibt Heimbewohner, die gemäß § 12 Absatz 1 Nr. 3 WBVG ihre Pflichten schuldhaft gröblich verletzen, also konstant die Hausregeln missachten, aufmüpfig sind, weder ihre Finger bei sich lassen noch aufs Rauchen im Haus verzichten, die Einrichtung zertrümmern oder sogar das Pflegepersonal angreifen.

Alles vorgekommen, leider.

So verschieden die Menschen sind, so verschieden sind hier auch die möglichen Vorkommnisse. Die Liste ließe sich demnach endlos fortsetzen und selbst das Senden positiver Energie verändert die

Situation nicht. Aus meiner Sicht hat das Heim völlig zu Recht einen Grund zur Kündigung.

Zahlungsverzug

Tja, kommen wir noch zum letzten Punkt, dem Nichtbezahlen der Heimkosten. Das Pflegeheim darf bereits kündigen, wenn zwei Monatsbeiträge nicht beglichen wurden oder so wenig gezahlt wird, dass insgesamt schon mindestens ein Monat offen ist. Natürlich muss das Heim hier zum Beispiel durch eine Mahnung eine angemessene Frist setzen und auf die Kündigung hinweisen, bevor es kündigen darf.

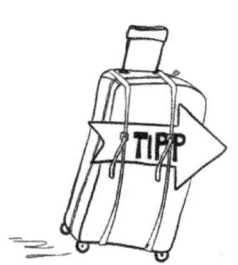

Der Pflegebedürftige kann bei seiner Pflegekasse beantragen, dass diese bei der Vermittlung zu einer geeigneten Pflegeeinrichtung behilflich ist. Wenn der Pflegebedürftige Sozialhilfe bezieht, kann gemäß § 115 Absatz 4 SGB XI ebenso das Sozialamt mit einbezogen werden. Auch die Heimaufsicht kann bei der Suche helfen.

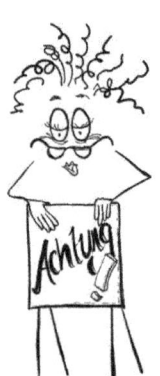

Hat das Pflegeheim die Kosten erhöht und kann der Bewohner diese nicht (gleich) zahlen, ist das Pflegeheim nicht zur außerordentlichen Kündigung nach § 12 Absatz 1 Nr. 4 WBVG berechtigt. Wird dem Bewohner ungerechtfertigt gekündigt, musst du als Angehöriger, Betreuer oder Heimbewohner einen **Widerspruch** schreiben. Hier solltest du dich spätestens bei Ablehnung des Widerspruchs durch einen **Anwalt** beraten lassen, denn hier häufen sich die Streitfälle.

Was ist eine Heimaufsicht?

Die ›Heimaufsicht‹ überwacht als **staatliche Stelle** Heime für ältere, pflegebedürftige oder volljährige behinderte Menschen daraufhin, ob das Heim die Anforderungen des Heimgesetzes (HeimG) bzw. der landesrechtlichen Regelungen erfüllt. Die ›Heimaufsicht‹ kommt also mindestens einmal im Jahr und prüft (un)angemeldet, in welchem Zustand das Pflegeheim **und** deren Bewohner sind. Werden Mängel festgestellt, weil zum Beispiel die Bewohner vernachlässigt oder unterversorgt sind, regnet es nach einer Fristsetzung zur Abschaffung der Mängel auch mal Geldbußen, die in § 21 Absatz 3 HeimG geregelt sind. Ist das nicht weitreichend genug, kann es auch zur Schließung eines Heimes kommen. Es kann sogar ›Berufsverbot‹ für einzelne Pflegende ausgesprochen werden, wenn sie für den Beruf ungeeignet erscheinen.

Die Qualitätsberichte der Heimaufsichtsbehörde können von Bewohnern und deren gesetzlichen Vertretern eingesehen werden.

Wenn es in Fällen der Vernachlässigung zu Problemen mit dem Pflegepersonal kommt und eine Kommunikation mit der Heimleitung und dem Heimbeirat keinen Erfolg bringt, bleibt einem noch der Weg über die Heimaufsicht. Wichtig ist hier auf jeden Fall, **alles** mit Fotos, Zeugenaussagen und Notizen zu dokumentieren.

Check-up durch den MDK

Auch der MDK macht Qualitätsüberprüfungen in Pflegeheimen, vor allem der dort lebenden Pflegebedürftigen.[94] Hier wird zusätzlich zu der Überprüfung der korrekten Abrechnung vom Pflegeheim gegenüber der Kranken- und Pflegekasse geguckt, wie die

---

[94] https://www.medizinischerdienst.de/leistungserbringer/pflege

Versorgung der einzelnen Bewohner gewährleistet wird. Natürlich zählen dazu ebenso die Nahrungsaufnahme sowie der Toilettengang. Seit dem 1. November 2019 gibt es neue Qualitätsprüfungs-Richtlinien für vollstationäre Pflegeeinrichtungen[95], die auch einsehbar sind.

Pflegestützpunkte

Wenn du die schriftliche Kündigungsbestätigung in den Händen hältst, wirst du eine Alternative finden müssen. Hier kannst du dir vor allem bei den ›Pflegestützpunkten‹ vom Bundesministerium für Gesundheit helfen lassen.

Diese wurden vom Ministerium eingerichtet, damit pflegebedürftige Hilfesuchende oder auch Angehörige Hilfestellungen zum Beispiel zu einer Pflegeheimsuche, zu Antragsformularen usw. bekommen können.

In den ›Pflegestützpunkten‹ sitzen auch Pflegeberatende der Pflegekassen.

Eine Liste der Pflegestützpunkte in Deutschland findest du in der Datenbank des **Zentrums für Qualität in der Pflege** (ZQP).[96]

Weitere Antworten findest du auch online im Online-Ratgeber Pflege.[97]

---

[95] https://md-bund.de/richtlinien-publikationen/pflegequalitaet/qualitaetspruefungen-rechtliche-grundlagen-vollstationaere-pflege.html

[96] https://www.zqp.de/?gclid=CjwKCAjwxZqSBhAHEiwASr9n9Jqm_iK_0HN2AiEJhoR-cufys3XyohRpwz3STqAzFY5u0IaZiSkb8_xoCl7MQAvD_BwE

[97] https://www.bundesgesundheitsministerium.de/themen/pflege/online-ratgeber-pflege.html

Das letzte Kapitel im Leben

Wie unser Leben zu Ende geht, wissen wir nicht im Voraus.

Wir können nur hoffen, dass wir ein glückliches Leben führen und ebenso glücklich sterben.

Leider ist das jedoch nicht immer der Fall.

Manchmal kommt uns ein Unfall oder eine Erkrankung in den Weg und dann wird das Sterben zur Tortur.

In Deutschland ist die **aktive Sterbehilfe** immer noch **verboten** (§ 216 StGB, Strafgesetzbuch).

Was aber gibt es für Alternativen, wenn man sich nur noch quält?

Raumschiff als Sterbekapsel

Wie vielleicht schon bekannt ist, ist die aktive Sterbehilfe in der Schweiz seit 2022 erlaubt.

Nun hat der pfiffige australische Arzt Philip Nitschke 2021 eine Sterbekapsel gebaut, die aussieht wie ein kleines Raumschiff.

In diese sogenannte >**Sarco-Kapsel**< legt man sich hinein und schließt sie von innen.[98] Durch einen Hebel wird der luftdichte Innenraum mit Stickstoff geflutet. Binnen von Sekunden wird der Mensch in der Kapsel bewusstlos und stirbt schließlich an Sauerstoffmangel.

---

[98] https://www.stern.de/digital/technik/vollautomatische-gas-kapsel---sterbehilfe-durch-den-sarco-pod-legal-zugelassen-31392036.html

Bisher durfte die Sterbebegleitung in der Schweiz nur nach einem psychiatrischen Gutachten zur Zurechnungsfähigkeit der sterbewilligen Person unter Aufsicht von medizinischem Personal benutzt werden. In Deutschland gibt es diese Möglichkeit nicht.

Bisher nahm der Sterbehilfeverein in der Schweiz Natrium-Pentobarbital (NaP), um die Sterbehilfe durch Vergiftung vorzunehmen.

Das einzige Problem dieser aktiven Sterbehilfe liegt in der freien und klaren Willensentscheidung, die bei Demenz- und Alzheimerkranken nicht gegeben ist.

Noch ist die ›aktive‹ Sterbehilfe, bei der jemand anderes dem Betroffenen ein tödlich wirkendes Mittel verabreicht, gemäß § 216 StGB in Deutschland verboten. Aktive Sterbehilfe ist in Europa lediglich in der Schweiz, den Niederlanden, Luxemburg, Spanien und Belgien legal.

Unter ›passiver‹ Sterbehilfe versteht man, dass keine lebensverlängernden Maßnahmen, wie zum Beispiel Beatmung, Ernährung, Bluttransfusionen, vorgenommen werden. Diese ist in Deutschland tatsächlich möglich, sofern es eine entsprechende Patientenverfügung gibt.

Ob es möglich ist, einen solchen Wunsch der Sterbekapsel in die Vorsorgevollmacht oder Patientenverfügung aufzunehmen, ist noch nicht abschließend geklärt. Angehörige, die sich an aktiver Sterbehilfe beteiligt haben, dürfen mit 6 Monaten bis 5 Jahren Gefängnis rechnen, wenn sie Pech haben und angezeigt werden, auch wenn der Anverwandte sich diesen Tod so gewünscht hat und du ihn quasi ›nur‹ dorthin gefahren hast.

Allerdings gibt es ein Urteil vom Bundesverfassungsgericht, bei dem festgestellt wurde, dass ›das allgemeine Persönlichkeitsrecht auch das Recht auf selbstbestimmtes Sterben umfasst. Dies schließt ebenso die Freiheit mit ein, sich das Leben zu nehmen und hierbei auf die freiwillige Hilfe Dritter zurückzugreifen.‹[99] Nun muss der Bundestag die gesetzliche Lage zur Sterbehilfe neu regeln.

Todesfall

Zunächst einmal spreche ich dir mein herzliches Beileid aus.

Abschiednehmen ist eines der schwersten Dinge, die wir Menschen durchleben. Ich persönlich glaube an die Wiedergeburt und finde den Gedanken sehr tröstlich, dass die Seele im nächsten Leben eine neue Chance hat, etwas aus ihrem Leben zu machen.

Wenn nun der oder die Pflegeangehörige stirbt, endet hiermit auch der Vertrag mit dem Pflegeheim, und zwar auf den Tag genau.

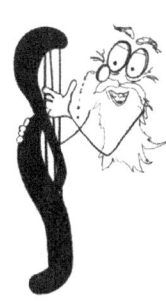

Das bedeutet wiederum, der Sterbetag ist gemäß § 87a Absatz 1 S. 2 SGB XI auch der letzte Zahltag. Eine Zahlung für Pflege und Wohnraum über den Tod hinaus ist nicht zulässig.

Hierzu gab es eine interessante Entscheidung des Bundesverwaltungsgerichts, die Verträgen den Garaus gemacht hat, die zwei Wochen über den Tod des Bewohners hinaus Zahlungen verlangt haben, wenn sie den Wohnraum nicht neu besetzen können.[100] Hier war das Bundesverwaltungsgericht zuständig, weil es Streitigkeiten zwischen Pflegeheimen und dem Land Sachsen-Anhalt gab, denn die Kosten für das Pflegeheim trägt in einigen Fällen auch der Sozialhilfeträger. Begründung war vor allem, dass unvermeid-

---

[99] BVerfG, 26. Februar 2020

[100] BVerwG, Az. 8 C 24/09, 02.06.2010

liche Leerstände in Todesfällen bereits bei der Kalkulation der monatlichen Pflegesätze berücksichtigt und das auch anteilig von den Pflegekassen getragen wird.

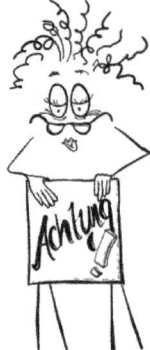

Wurde bereits **im Voraus bezahlt**, muss nach § 812 BGB der restliche Monat wieder ausgezahlt werden. Dieses Geld solltest du als Erbe auch **innerhalb von 3 Jahren** herausfordern, weil es sonst verjährt ist.

Je nach vertraglicher Vereinbarung im Todesfall müssen nun entweder die Angehörigen das Zimmer oder die Wohnung des Pflegebedürftigen räumen oder es wird dem Personal bzw. einem Subunternehmen des Pflegeheims in Auftrag gegeben.

Den Wohnraum darf das Heim allerdings nur selbst räumen, wenn das vertraglich so festgehalten ist. Am besten hältst du das schriftlich in den ›vorvertraglichen Informationen‹ mit einer Frist fest, bis wann die Gegenstände abzuholen sind. Dies ist vor allem für den Fall wichtig, dass die Angehörigen die Räumung selbst übernehmen. Ist der Erbe verhindert, kann das Heim kostbare Möbel und Wertgegenstände auf Kosten des Erben auch einlagern. Das muss ebenfalls vertraglich geregelt werden.

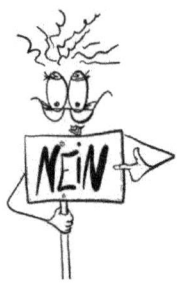

Wenn du einen Vertrag mit einem Pflegeheim abschließt, ist es wichtig, **nicht** die Augen zu **verschließen**, sondern auch für den Todesfall vorzusorgen, damit es nicht zum ohnehin aufwühlenden Ereignis noch böse Überraschungen gibt.

Das letzte Kapitel im Leben

Wie schon bei den ›vorvertraglichen Informationen‹ angesprochen, gibt es Dinge, die du **vor** Vertragsschluss geregelt haben solltest. Dinge wie **›wer zahlt offene Rechnungen‹** oder **›wohin mit den persönlichen Gegenständen‹.**

Das ist wichtig, denn im Augenblick des Todes erben die Nachkommen (gesetzliche Erben) bzw. die testamentarischen Erben den Nachlass. Das Pflegeheim meldet den Todesfall an die Angehörigen. Falls keine Angehörigen bekannt sind, wird das Standesamt informiert, welches wiederum das zuständige Nachlassgericht in Kenntnis setzt. Das wiederum sucht nach einem Testament oder Erbvertrag bzw. nach den Erben.

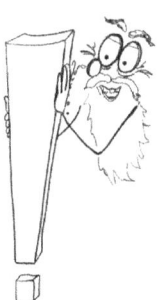

Kommt niemand, um die Gegenstände abzuholen, erwirbt das Pflegeheim bzw. deren Träger **nach 6 Monaten Eigentum** daran und kann dann entscheiden, wie mit den Sachen verfahren wird.

So belastet ein Verhältnis zwischen Pflegebedürftigem und Angehörigen auch gewesen sein kann, ein Verlust kann in jedem Fall schmerzen.

Zudem muss die Beerdigung organisiert werden, was in den wenigsten Fälle schon vorher geplant oder organisiert ist.

Pflegedoof®

Behördengänge

Wenn jemand stirbt, bekommst du vom Arzt einen ›Totenschein‹, auch ›Totenbescheinigung‹ genannt. Diesen brauchst du, um beim Standesamt des Sterbeortes eine ›Sterbeurkunde‹ zu beantragen.

Um die **Sterbeurkunde** zu **beantragen**, benötigst du

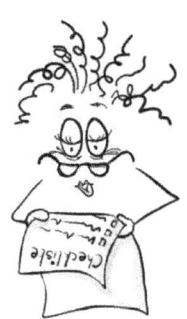

- ☐ Totenschein,
- ☐ Personalausweis des Toten,
- ☐ Geburts- oder Heiratsurkunde des Toten,
- ☐ eventuell ein Scheidungsurteil (je nach Familienstand des Verstorbenen).

Da du für **Kündigungen** und **Bankgeschäfte** jeweils eine beglaubigte Kopie der Sterbeurkunde brauchst, solltest du gleich fünf bis zehn beglaubigte Kopien beantragen.

Wenn der Verstorbene keine ordentliche Buchhaltung hatte, schaue dir die Kontoauszüge des vergangenen Jahres an. Anhand der Kontobewegungen siehst du, was es für Mitgliedschaften und Abos gibt.

Häufig sind neben der Wohnung auch Versicherungen, Telefonanschlüsse, Internet, Abos, Vereinsmitgliedschaften, Strom- und Wasserversorger und TV zu kündigen.

Beim Nachlassgericht kannst du das Testament, falls vorhanden, einreichen und einen ›Erbschein‹ beantragen. Gibt es kein Testament, wird das Erbe nach der gesetzlichen Regelung unter den Erben aufgeteilt.

Zum Nachlass können Möbel, Elektrogeräte, Schmuck und vieles mehr gehören. Solltest du vom Nachlassgericht aufgefordert werden, das Erbe anzunehmen oder auszuschlagen, solltest du bedenken, dass du nicht einmal Anspruch auf alte Fotoalben hast, wenn du das Erbe ausschlägst. Wird das Erbe nicht innerhalb von 6 Wochen ausgeschlagen, geht das Eigentum auf die Erben über. Damit erbst du quasi im Überraschungspaket alles, was dem Erblasser einst gehörte – auch Schulden.

Kosten bei Nichtabholung

Es kann vorkommen, dass die Angehörigen die Möbel und Wertgegenstände trotz vertraglich vereinbarter Frist nicht abholen. Dann entstehen Kosten, denn der Wohnraum muss vom Personal oder einem Dienstleister des Pflegeheims geräumt oder kann bis dahin nicht neu vermietet werden. Die Kosten für die Räumung tragen die Erben.

Natürlich kann es immer mal vorkommen, dass man verhindert ist. Gerade in diesem Fall spielt die richtige Kommunikation eine wichtige Rolle.

Sind keine Erben vorhanden oder haben diese das Erbe ausgeschlagen, geht das Erbe auf den Staat über und ein Nachlassverwalter muss sich um alles kümmern – und auch alles bezahlen. Gibt es also keine Erben, müssen Pflegeheime und/oder Vermieter beim Gericht eine Nachlasspflegschaft beantragen und dürfen die Entrümpelung nicht automatisch selbst erledigen.

Tritt ein Sterbefall ein, schaue sofort in die Unterlagen des Heimvertrags und prüfe, WANN der Wohnraum freigemacht werden muss. Damit vermeidest du zusätzliche Kosten.

Pflegedoof®

Abmeldungen

Bedenke, dass du im Todesfall sämtliche **Verträge kündigen** musst, falls du das nicht bereits beim Umzug in das Pflegeheim erledigt hast oder erledigen konntest. Das können Mitgliedschaften in Vereinen, Abos, Strom, Telefon und ggf. Internet sein.

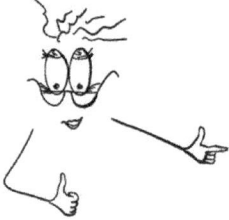

Zudem lohnen sich ein Blick in die **Versicherungsunterlagen** des Verstorbenen sowie die Kontaktaufnahme mit der Rentenkasse, Krankenkasse, Behörden und Ämtern.

Gemischte Gefühle

Es ist vollkommen normal und aus psychologischer Sicht erklärbar, dass die pflegenden und/oder betroffenen Angehörigen eine Mischung aus Trauer, dass ein nahestehender Mensch gestorben ist, und Erleichterung, dass die emotional belastende und manchmal auch zeitlich intensive Zeit der Pflege vorbei ist. Die Umstellung, jetzt vollkommen ins eigene Leben zurückzukehren, kann ein paar Tage, Wochen oder auch Monate dauern. Für die Trauerbewältigung gibt es verschiedene Möglichkeiten, darunter auch Selbsthilfe- und Gesprächsgruppen einiger Vereine. Je nach Art und Plötzlichkeit des Sterbefalls durchlaufen die Angehörigen verschiedene Trauerphasen. Um diese Trauerphasen bewusst zu durchlaufen, kann eine Trauerbegleitung hilfreich sein. Ebenfalls kann es helfen, neue Hobbys oder einen Wechsel des Umfeldes in Erwägung zu ziehen.

Das Geschäft mit dem Tod

Bestatter ist ein ehrbarer und vor allem sicherer Beruf, denn gestorben wird immer. Allerdings habe ich erlebt, das auch dieser Bereich ein Geschäft ist und wie einige Beerdigungsinstitute vorgehen. Sie nutzen deine emotionale Schwäche aus und schlagen dir die teuersten Urnen, den größten Blumenschmuck, den teuersten Sarg (der in der Regel verbrannt wird, zumindest bei einer Feuer- oder Seebestattung) vor. Wenn du nicht nachhakst, landest du bei Beerdigungskosten ab 5.000 Euro aufwärts. Nach oben gibt es keine Grenze. Ja, Sterben ist teuer, muss es aber nicht sein. Es obliegt jedem selbst, ob man nicht die günstigste Ausstattung nimmt oder nach geschnürten Paketen fragt, weil man da nicht alles einzeln bezahlen muss. Auch sollte man sich gut überlegen, ob man Hunderte von Euros für Blumen und Trauerredner ausgeben möchte.

An meine Kinder

An dieser Stelle teile ich meinen Kindern mit, dass ich all den Firlefanz nicht brauche. Das mag für den einen oder anderen unterkühlt wirken, aber warum sollen meine Kinder und Enkelkinder, die noch leben, wenn es meinen Körper nicht mehr lebendig gibt, all das Geld für eine Bestattung ausgeben, wenn sie sich dafür zum Beispiel einen gemeinsamen Urlaub gönnen und Zeit miteinander verbringen können?

Ich möchte keinen Trauerredner und keine Blumen. Auch ein Büchergutschein, den ich mir ein Leben lang statt Blumen gerne habe schenken lassen, nützt mir nichts mehr. Wenn mein jetziger Körper nicht mehr ›funktioniert‹ und meine Seele weitergereist ist, habe ich hoffentlich ein langes, erfülltes Leben gehabt und möchte weder ein Beerdigungsinstitut bereichern – ja, ich weiß, auch sie haben ihre Berechtigung, aber wie einige vorgehen, unterstütze ich nicht – noch möchte ich, dass meine Kinder unnötig Geld für die Bestattung ausgeben, wenn es angemessener geht. Ein Baum oder die See reichen mir vollkommen aus. Macht es wie bei dem Film ›Kindsköpfe‹, wo der Trainer einfach über den See gestreut wird und alle bei einem gemeinsamen Wochenende Spaß haben und Erinnerungen austauschen.

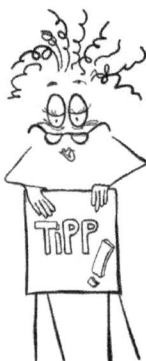

Wenn du kannst, triff die letzte Entscheidung selbst. So können sich deine Angehörigen weitestgehend um sich und ihre Trauer kümmern. Sie müssen sich nicht mit Entscheidungen beschäftigen, die sie in einem emotional angespannten Zustand vielleicht nur schwer treffen können. Übernimm selbst die Verantwortung und kümmere dich darum, wie und wo du beigesetzt werden möchtest.

In diesem Sinne wünsche ich dir und deinen Angehörigen die bestmöglichen Erkenntnisse aus diesem Buch und hoffe, du kannst das eine oder andere für dich und deine Familie mitnehmen und umsetzen.

Bonuskapitel

Damit du alle Checklisten auf einen Blick hast, habe ich mich für ein Bonuskapitel entschieden. Sollte also ein Pflegefall auf dich zukommen, erfährst du hier ganz übersichtlich, was du wann wie machen kannst.

Kurzzeitige Arbeitsverhinderung

Ein naher Angehöriger wird zum Pflegefall und du stehst voll im Beruf? Kein Problem. Beantrage bei deinem Arbeitgeber eine Freistellung.

Brief mit Antrag auf **10-tägige Befreiung** beim Arbeitgeber für Pflege von nahen Angehörigen:

✓ Ehe- und Lebenspartner
✓ Partner in einer eheähnlichen Gemeinschaft
✓ Eltern
✓ Geschwister
✓ Kinder
✓ Stiefeltern
✓ Schwiegereltern
✓ Großeltern
✓ Adoptivkinder
✓ Pflegekinder
✓ Enkelkinder
✓ Schwager/Schwägerin

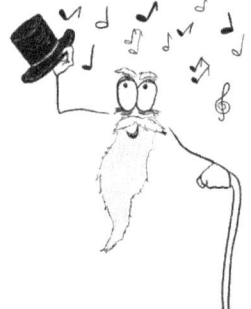

Diese Freistellung kannst du dir auch mit Geschwistern oder anderen Angehörigen teilen, denn diese 10 Tage gibt es pro Pflegebedürftigem, nicht pro Pflegendem.

Pflegedoof®

Pflegezeit

Hier stellst du bei deinem Arbeitgeber einen Antrag auf Pflegezeit bis zu 6 Monate. Beachte aber, dass das nur bei Firmen mit mehr als 15 Mitarbeitern geht. Das ermöglicht dir, nach der ›kurzzeitigen Arbeitsverhinderung‹ noch die Pflege zu übernehmen und trotzdem deinen Job zu behalten. Am besten kündigst du das gleich zu dem Zeitpunkt an, wenn du die ›kurzzeitige Arbeitsverhinderung‹ nimmst, weil du hier 10 Tage Vorlauf einplanen musst. Bedenke bitte, dass du keinen Lohn erhältst in der Zeit.

Familienpflegezeit

Du kannst bei deinem Arbeitgeber nach der Pflegezeit den Antrag auf Familienpflegezeit von bis zu 24 Monate (inklusive kurzzeitige Arbeitsverhinderung und Pflegezeit) stellen. So kannst du dich um deine Angehörigen kümmern, verzichtest aber auch auf Lohnzahlungen.

Antrag auf Kurzzeitpflege

Wenn der Pflegebedürftige kurzzeitig zu Hause nicht versorgt werden kann, brauchst du eine Alternative. Um die Kosten für so eine kurzzeitige stationäre Unterbringung bezahlen zu können, kannst du bei der Pflegekasse des Pflegebedürftigen ›Kurzzeitpflege‹ beantragen. Träger der Pflegekassen sind meistens die Krankenkassen, das heißt, jeder Krankenkasse ist eine Pflegekasse angeschlossen.

Was benötigst du alles für den Antrag auf Kurzzeitpflege?

Checkliste

☐ Personalausweis (sofern beim Kind vorhanden)
☐ Krankenversicherungskarte
☐ Medikamentenplan
☐ Verordnungen für Therapien (Ergotherapie, Physiotherapie)
☐ Sämtliche Pflege-Anträge
☐ Kontaktdaten der Angehörigen
☐ Vorsorgevollmacht/Patientenverfügung (falls vorhanden)
☐ Kulturtasche mit Hygieneartikeln
☐ Kleidung, Hausschuhe, Badelatschen
☐ Persönliche Sachen, wie zum Beispiel Literatur, Kuscheltier, Kuschelkissen, Fotoalbum …

Voraussetzungen für Verhinderungspflege

Folgende Voraussetzungen musst du erfüllen, wenn du die Verhinderungspflege bei der Pflegekasse des Pflegebedürftigen beantragen willst:

Checkliste

☐ Du pflegst den Pflegebedürftigen in seiner häuslichen Umgebung.
☐ Du pflegst den Pflegebedürftigen seit mindestens 6 Monaten.
☐ Der/die Pflegebedürftige hat mindestens Pflegegrad 2.
☐ Du bekommst für die Pflege von der Pflegeversicherung Pflegegeld.

Pflegedoof®

Antrag auf Pflegeleistungen

Diesen Antrag stellst du bei der **Krankenkasse des Pflegebedürftigen.**

(**Name** und **Anschrift** der Krankenkasse)

Antrag auf Kurzzeitpflege

Sehr geehrte Damen und Herren,

*hiermit beantrage ich vollstationäre Kurzzeitpflege nach § 39c SGB V für (***Name*** des Pflegebedürftigen, Versichertennummer) vom (***Datum***) bis (***Datum***) in folgender Einrichtung*

(**Name** und **Anschrift** der Einrichtung) *da eine Versorgung zu Hause vorübergehend nicht gesichert ist.*

*Der Antrag auf Pflegeleistungen wurde bei (***Name*** der Pflegekasse) gestellt.*

Bitte lassen Sie mir alle notwendigen Formulare zukommen und bestätigen Sie mir den Eingang dieses Schreibens.

Mit freundlichen Grüßen,

deine Unterschrift

Wie du einen Widerspruch schreibst

Solltest du einmal einen Brief von einer Behörde bekommen, wie zum Beispiel von der Pflegekasse, dann sind das formelle Schreiben, die meistens eine (positive oder negative) Aufforderung oder Stellungnahme enthalten.

›Willensäußerungen‹ von Behörden sind keine ›Willenserklärungen‹, sondern **›Verwaltungsakte‹**, kurz auch ›VA‹ genannt. In einem Verwaltungsakt (= Brief von der Behörde) steht ganz am Ende des Schreibens eine ›Rechtsbehelfsbelehrung‹.

Schaue genau nach, wie viel Zeit du hast, um auf den Brief zu reagieren!

Ist es zum Beispiel ein Bußgeldbescheid, weil du mit dem Auto zu schnell gefahren bist, hast du nur zwei Wochen Zeit zu widersprechen. Ist es ein sonstiger Brief/Verwaltungsakt, zum Beispiel die Ablehnung des Pflegegrads, hast du in der Regel einen Monat Zeit zu reagieren.

Wenn dein Antrag bei der Pflegekasse, Krankenkasse oder sonstigen behördlichen Stelle abgelehnt wird, kannst du einen Widerspruch schreiben und darlegen, warum du die Entscheidung für einen Fehler hältst.

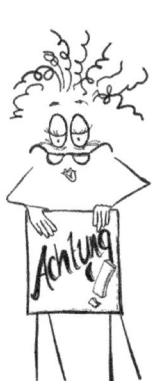

Sollte die Behörde die **›Rechtsbehelfsbelehrung‹** am Ende des Briefes **vergessen** haben (was selten vorkommt), dann hast du per Gesetz ein ganzes Jahr Zeit, um dem VA zu **widersprechen**! Das ist wichtig und betrifft zum Beispiel auch Bescheide, die du als Antragsteller für Pflegegeld bekommst.

Pflegedoof®

Nehmen wir an, dein Antrag wird abgelehnt, dann ist das ein ›belastender Verwaltungsakt‹, dem du innerhalb von einem Monat schriftlich und mit Begründung, warum du Pflegegeld haben willst, widersprechen kannst. Fehlt die Rechtsbehelfsbelehrung am Ende des Briefes, hast du sogar ein Jahr Zeit zu widersprechen. Da du das Pflegegeld allerdings benötigst, solltest du den Widerspruch so schnell wie möglich einreichen. Deine Frist von einem Monat gilt bei fehlender Rechtsbehelfsbelehrung nicht, so dass dein Widerspruch auch noch nach 6 Wochen beziehungsweise innerhalb eines Jahres angenommen werden muss.

Was musst du zwingend beachten?

1. Frist: Den Widerspruch musst du innerhalb von einem Monat bei der Behörde einreichen (Einschreiben mit Rückschein). Du kannst ihn dort aber auch zum Diktat geben. Das nennt sich dann mündlich zur Niederschrift!

2. Form: Der Widerspruch muss schriftlich sein **und** begründet werden.

Als **Anfangstext** schreibst du also:

›Hiermit lege ich aus folgendem Grund form- und fristgerecht Widerspruch gegen Ihren Bescheid vom XX.XX.XXXX, Az. XX, ein.‹

Begründung: …

Mögliche Gründe: … Gesetz XY schreibt vor, dass …/Das trifft auf mich nicht zu./ …

Pflege von Kindern

Im Pflegefall von Kindern hast du folgende Möglichkeiten der Beantragung von Hilfen finanzieller Art, aber auch von Unterstützung im Haushalt und Co., die du prüfen und vielleicht auch umsetzen kannst:

- ☐ Kinderkrankengeld
- ☐ Pflegegeld fürs Kind
- ☐ Steuererleichterung durch Schwerbehindertenausweis des Kindes
- ☐ Pflegeschulung (kostenlos)
- ☐ Therapien

Vorsorgevollmacht

Mit einer Vorsorgevollmacht legst du fest, wer für dich Entscheidungen treffen kann, wenn du es nicht mehr kannst.

Vermögenssorge

Zur ›Vermögenssorge‹ gehören die **Vermögensverwaltung** von Immobilien, Firmen sowie Bankgeschäften.

Ein Dokument mit exaktem Wortlaut der Vorsorgevollmacht des Bundesministeriums für Justiz kannst du dir runterladen[101].

---

[101]: https://www.bmj.de/SharedDocs/Downloads/DE/Service/Formulare/Vorsorgevollmacht.html;jsessionid=B26E620B4BF9C1FCC4902EEF4436BA14.2_cid297?nn=6765634&cms_dlConfirm=true

Pflegedoof®

Was kannst du zum Beispiel festlegen[102]?

✓ Verwaltung von Vermögen
✓ Abgabe von Erklärungen
✓ Anträge stellen und zurücknehmen
✓ Verfügung über Vermögensgegenstände
✓ Annahme von Zahlungen und Wertgegenständen
✓ Eingehen von Verbindlichkeiten
✓ Vertretung im Geschäftsverkehr mit Kreditinstituten
✓ Schenkungen vornehmen (die einem Betreuer rechtlich gestattet sind)
✓ Abgabe von Willenserklärungen bezüglich Konten, Depots und Safes

Personensorge

Die ›Personensorge‹ umfasst **medizinische Behandlungen** genauso wie die **Bestimmung des Aufenthaltsortes**. So wie Eltern bei dem gemeinsamen Sorgerecht über den Aufenthaltsort ihrer Kinder entscheiden dürfen, ist dies bei der Vorsorgevollmacht im Bereich der Personensorge auch der Fall.

---

[102] Ein Dokument mit exaktem Wortlaut der Vorsorgevollmacht des Bundesministeriums für Justiz kannst du dir runterladen: https://www.bmj.de/SharedDocs/Downloads/DE/Service/Formulare/Vorsorgevollmacht.html;jsessionid=B26E620B4BF9C1FCC4902EEF4436BA14.2_cid297?nn=6765634&cms_dlConfirm=true

Was kannst du bei der Personensorge festlegen?

1. Gesundheitssorge/Pflegebedürftigkeit[103]

✓ Regelung von Angelegenheiten der Gesundheitssorge wie zum Beispiel ambulante oder (teil-)stationäre Pflege

✓ Einwilligung/Ablehnung in Untersuchungen des Gesundheitszustands, Heilbehandlung oder ärztliche Eingriffe

✓ Entscheiden über den Abbruch dieser Maßnahmen bei Gefahr des Sterbens oder dauernden Gesundheitsschäden (§ 1904 Absatz 1 und 2 BGB)

✓ Einsehen von Krankenunterlagen

✓ Herausgabe von Krankenunterlagen an Dritte

✓ Schweigepflichtentbindung

✓ Einwilligung in freiheitsentziehende Unterbringung (§ 1906 Absatz 1 BGB)

✓ Einwilligung in freiheitsentziehende Maßnahmen (zum Beispiel Bettgitter, Medikamente und Ähnliches) in einem Heim oder in einer sonstigen Einrichtung (§ 1906 Absatz 4 BGB)

✓ Einwilligung in ärztliche Zwangsmaßnahmen (§ 1906a Absatz 1 BGB)

✓ Entscheidung über Verbringung zu einem stationären Aufenthalt in einem Krankenhaus, wenn eine ärztliche Zwangsmaßnahme in Betracht kommt (§ 1906a Absatz 4 BGB)

2. Behördenangelegenheiten

✓ Vertretung bei Behörden, Versicherungen, Renten- und Sozialleistungsträgern inkl. datenschutzrechtlichen Einwilligungen

---

[103] Den exakten Wortlaut der Vorsorgevollmacht findest du auf der Webseite des Bundesministeriums für Justiz: https://www.bmj.de/SharedDocs/Downloads/DE/Service/Formulare/Vorsorgevollmacht.html

3. Aufenthalt und Wohnungsangelegenheiten

✓ Bestimmung über den Aufenthalt

✓ Rechte und Pflichten aus dem Mietvertrag der Wohnung wahrnehmen einschließlich einer Kündigung sowie Auflösung des Haushalts

✓ Abschließen und Kündigen eines neuen Wohnungsmietvertrags

✓ Abschließen und Kündigen eines Vertrags nach dem Wohn- und Betreuungsvertragsgesetz (Vertrag über die Überlassung von Wohnraum mit Pflege- und Betreuungsleistungen; ehemals: Heimvertrag)

4. Post und Fernmeldeverkehr

✓ Post entgegennehmen, öffnen und lesen (gilt auch für den elektronischen Postverkehr)

✓ Entscheidung über alle elektronischen Kommunikationsformen

✓ Abgabe von allen hiermit zusammenhängenden Willenserklärungen (zum Beispiel Vertragsabschlüsse, Kündigungen)

5. Vertretung vor Gericht

✓ Vertretung gegenüber Gerichten sowie Vornahme von Prozesshandlungen aller Art

6. Untervollmacht

✓ Erteilung von Untervollmacht

7. Betreuungsverfügung

✓ Hier kannst du schreiben: »Falls trotz dieser Vollmacht eine gesetzliche Vertretung (›rechtliche Betreuung‹) erforderlich sein sollte, bitte ich, die oben bezeichnete Vertrauensperson als Betreuer zu bestellen.«

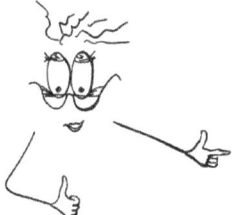

Bitte denk am Ende des Dokuments an den Satz: »Die Vollmacht gilt über den Tod hinaus.«

Patientenverfügung

Bei der Patientenverfügung legst du fest, was in medizinischer Hinsicht mit dir geschehen soll, wenn du nicht mehr entscheidungsfähig bist.

Vordrucke findest du zum Beispiel beim Bundesjustizministerium[104].

---

[104] https://www.bmj.de/SharedDocs/Publikationen/DE/Patientenverfuegung.html

Pflegedoof®

Checkliste für den Umzug ins Heim

☐ Wohnung kündigen/Haus verkaufen

☐ Liste mit Verträgen erstellen

☐ Vertragspartner über Umzug informieren

☐ Stromanbieter/Telefon/Internet und TV kündigen

☐ Rundfunkbetrag (GEZ) kündigen, denn Heimbewohner sind von der Gebühr befreit

☐ Daueraufträge von Zahlungen löschen

☐ Wohnung renovieren? Abklären!

☐ Vorabnahme/Übergabetermin vereinbaren

☐ Welche Möbel dürfen mit?

☐ Haustiere vorhanden und im Heim erlaubt?

☐ Keller/Dachboden entrümpeln

☐ Möbel verkaufen/verschenken/entsorgen

☐ Behandelnde Ärzte informieren

☐ Ambulanten Pflegedienst kündigen

☐ Nachsendeauftrag bei der Post erteilen

☐ ...

Checkliste für vorvertragliche Informationen eines Pflegeheims

1. Ausstattung und Lage des **Gebäudes**

☐ Anzahl der Etagen

☐ Anzahl der Gebäude

☐ Anzahl der Zimmer

☐ Einzel-, Doppel- oder Komfortzimmer

☐ Anzahl der Betten

☐ Anzahl der Fahrstühle

☐ Anzahl der Gemeinschaftsräume

☐ Lage am Stadtrand/Innenstadt

☐ Einkaufsmöglichkeiten in der Nähe

☐ Ärzte in der Nähe

2. **Gemeinschaftsräume** und -bereiche (innen und außen), also eine Auflistung wie zum Beispiel

☐ Garten

☐ Computer mit Internetzugang

☐ Cafeteria

☐ Restaurant

☐ Bibliothek

☐ Aufenthaltsräume

Pflegedoof®

3. **Nutzungsbedingungen** für alle Bereiche

☐ Hausordnung

☐ Verhaltensregeln für die Nutzung von zum Beispiel Computern

4. Größe des **Wohnraumes** des Pflegebedürftigen

5. **Verpflegung**

☐ Anzahl/Zeitpunkte der Mahlzeiten

☐ Diätkost

☐ Angebote für Nahrungsmittelallergiker

☐ Angebote für Vegetarier/Veganer

6. Inhalt und Umfang von Pflege- und Betreuungsleistungen

☐ Grundpflege

☐ Behandlungspflege

☐ Zimmerreinigung

☐ Wäschedienst

☐ Medizinische Versorgung

☐ Freizeitangebote

7. Konzept der Pflegeeinrichtung

☐ Für welchen Personenkreis wird was angeboten

☐ Wie wird das Angebot durchgeführt

☐ Mit welchem Ziel werden die Angebote erbracht

☐ Auflistung in anderer Farbe/Schrift, welche Personen **nicht** in der Einrichtung gepflegt werden können (zum Beispiel Parkinsonpatienten, Demenzkranke …)

8. Kosten für den Pflegebedürftigen

☐ Investitionskosten, wenn die auf den Pflegebedürftigen zukommen, wie zum Beispiel Kosten für Renovierungen, Reparaturen, Anbauten …

☐ Ausbildungskosten des Trägers, die auf die Pflegebedürftigen umgelegt werden dürfen

☐ Heimunterbringungskosten / Miete des Wohnraumes

☐ Pflegeleistungen

☐ Verpflegung

☐ Reparaturkosten von Gegenständen des Bewohners

☐ Hilfe bei Erledigung von privater Korrespondenz des Bewohners

9. Vereinbarungen zur Behandlung der persönlichen Dinge des Pflegebedürftigen im Todesfall

☐ Wer räumt den Wohnraum aus?

☐ Was passiert mit den persönlichen Dingen des Bewohners?

☐ Wer zahlt die Kosten von offenen Rechnungen?

☐ Vertragsanpassungen bei Änderungen des Gesundheitszustandes

☐ Ergebnisse der Qualitätsprüfung durch den MDK

☐ Teilnahme der Einrichtung am Streitbeilegungsverfahren

Sterbeurkunde beantragen

Um die **Sterbeurkunde** zu **beantragen**, benötigst du

☐ Totenschein,
☐ Personalausweis des Toten,
☐ Geburts- oder Heiratsurkunde des Toten,
☐ eventuell ein Scheidungsurteil (je nach Familienstand des Verstorbenen).

Hier wird dir geholfen

Scheue dich nicht, Hilfen in Anspruch zu nehmen, weil sich Probleme nicht durch Abwarten in Luft auflösen, sondern, wenn du Pech hast, schlimmer werden. Es ist keine Schande, etwas falsch zu machen. Fehler macht jeder Mensch. Wichtig ist nur, dass du sie nicht zweimal machst.

Wenn du dich allein überfordert fühlst, suche dir eine Person deines Vertrauens. Es gibt viele Anlaufstellen, hier nenne ich dir ein paar:

Bürgertelefon zur Krankenversicherung

030/340 60 66-01

Bürgertelefon zur Pflegeversicherung

030/340 60 66-02

Bürgertelefon zur gesundheitlichen Prävention

030/340 60 66-03

Abkürzungsverzeichnis

AltTZG	Altersteilzeitgesetz
BAFzA	Bundesamt für Familie und zivilgesellschaftliche Aufgaben
BAGSO	Bundesarbeitsgemeinschaft der Seniorenorganisation
BGB	Bürgerliches Gesetzbuch
BIVA	Bundesinteressenvertretung für alte und pflegebetroffene Menschen e. V.
BMFSFJ	Bundesministerium für Familien, Senioren, Frauen & Jugend
DIN	Deutsches Institut für Normung
DSH	Deutsches Kuratorium für Sicherheit in Heim und Freizeit e. V.
EEE	Einrichtungseinheitlicher Eigenanteil
MDK	Medizinischer Dienst der Krankenkasse
SGB	Sozialgesetzbuch
VdK	**früher:** Verband der Kriegsbeschädigten, Kriegshinterbliebenen und Sozialrente **heute:** Sozialverband VdK Deutschland
VSBG	Verbraucherstreitbeilegungsgesetz
WBS	Wohnberechtigungsschein
WBVG	Wohn- und Betreuungsvertragsgesetz
ZVR	Zentrales Vorsorgeregister

Mein fettes Danke

Danksagungen sind so wahnsinnig schwierig, weil man auf der einen Seite niemanden vergessen, auf der anderen Seite aber auch alles in die richtigen Worte verpacken möchte. Und ja, auch ich als Autorin bin manchmal um Worte verlegen, dennoch nehme ich Anlauf, denn ich danke ganz vielen Menschen, die meinen Weg begleiten.

Zunächst einmal danke ich meinen Kindern dafür, dass sie mein Leben bereichern und mir oft selbst ein Lehrmeister sind. Ich danke meiner Oma, die viel zu früh von uns gegangen ist, mir aber vorher eine grandiose Kindheit geschenkt und mich bis zu meinem 26. Lebensjahr immer wieder aufgefangen hat.

Ich danke Daniel für seine unermüdliche Unterstützung.

Auch Monika Leu danke ich für ihre Freundschaft und ihre Bereitschaft, das schwere Thema ›Pflege‹ mit den Lebensdoof®-Puppets lebendig zu machen.

Zudem danke ich Sandra Fiedler für ihre Freundschaft, ihr stetiges Ohr und die dazugehörigen Tipps, die auch ich manchmal brauche.

Denise Marzin kam in mein Leben durch ›Lebensdoof®‹ und ist mittlerweile ein wichtiger Mensch für mich – danke!

Ich danke Schneewittchen, weil sie immer an mich geglaubt hat und jede Treppenstufe auf dem Weg zum Erfolg mit mir feiert. Des Weiteren danke ich Anja, Irina und Simi für ihre Unterstützung.

Auch meinem Coach Monika Fink möchte ich ein dickes Dankeschön rüberschicken sowie Klaus Mayer.

Jörg Rositzke danke ich für das EPK – meinen Imagefilm zum Buch.

Pflegedoof®

Zudem danke ich meiner TV-Agentin Stephie Pierre, dass sie mich ins Glücksuniversum geschubst hat. Denn so habe ich meine megaherzliche Verlegerin Marion Glück kennengelernt sowie meine großartige Illustratorin Angela Ziller und die begabte Graphikdesignerin Grit Gebauer.

Falls ich jemanden vergessen haben sollte, bekommt ihr noch ein extra fettes Dankeschön!

So viele Feen, die ihr Wissen und Können mit mir geteilt haben. Mann, bin ich reich! Reich an liebevollen Menschen in meiner Welt und reich an Erfahrungen – von denen meine Leser heute profitieren dürfen. **DANKE!**

Über die Autorin

Lilly Fröhlich alias Nicole Schwalbe

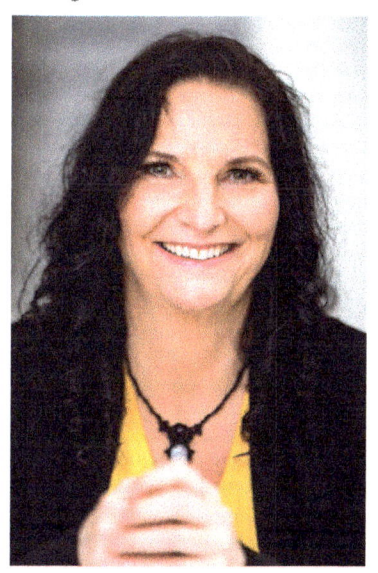

Als Juristin und Journalistin arbeitet Nicole Schwalbe schon seit vielen Jahren als Kinder- und Jugendbuchautorin ›Lilly Fröhlich‹. Sie ist in Hamburg geboren und aufgewachsen und vor vielen Jahren mit ihrer Familie nach Sachsen gezogen. Sie war lange Zeit Kinder- und Jugendtrainerin im Handball, hat einen Jugendclub geleitet und Kurse am Gymnasium gegeben.

Als Expertin für Lebensaufklärung hat sie ihren Fokus vor allem auf lebendige Aufklärungsliteratur gelegt, denn Aufklärung muss nicht staubtrocken sein. Mia und ihr kleiner Pinguin Fridolin haben es bereits an die Wiener Staatsoper geschafft und ihr Band ›Andersrum – Mia und die Regenbogenfamilie‹ werden von der Arbeitsgemeinschaft Jugendliteratur und Medien (AJuM) der GEW und dem Deutschen Lesben- und Schwulenverband (LSVD) für Schulen empfohlen und für Schulungen genutzt.

Mittlerweile unterstützt sie andere als Hörbuchsprecherin und auch als Ghostwriterin und lässt deren Wunsch nach einem eigenen Buch wahr werden. Mit Leib und Seele ist sie Podcasterin und unterhält mit ihrem ›Lebensdoof®-Podcast‹ auf unterschiedlichen Kanälen.

Pflegedoof®

Weitere Werke der Autorenperle sind als Taschenbuch und E-Book erhältlich:

Ein Zwilling kommt niemals allein   ISBN: 9-783-740-75298-9

Du schon wieder   ISBN: 978-3-740-75312-2

Millionär auf Abwegen   ISBN: 978-3-740-75315-3

Interview mit Rumpelstilzchen   ISBN: 978-3-740-705640
Junior (Märchen)

Zabzaraks Spiegel (Fantasy)   ISBN: 978-3-740-745875

Mia-Kinder-/Jugendbuchreihe: Kind- und jugendgerecht aufklärende Literatur, die nichts rosarot malt und doch so geschrieben ist, dass die Geschichten mit einem guten Gefühl abgeschlossen werden können und ein Lächeln in das Gesicht der Leser zaubert!

Band 1: Trennung   ISBN: 978-3-740-747596

Band 2: Andersrum   ISBN: 978-3-740-747954

Band 3: Neuanfang   ISBN: 978-3-740-748005

Band 4: Überlebenskampf   ISBN: 978-3-740-748043

Band 5: Entmobbt   ISBN: 978-3-740-745974

Band 6: Ungewollt   ISBN: 978-3-740-746148

Band 7: Seelenchaos   ISBN: 978-3-740-749750

Band 8: Drogen(un)glück   ISBN: 978-3-740-750527

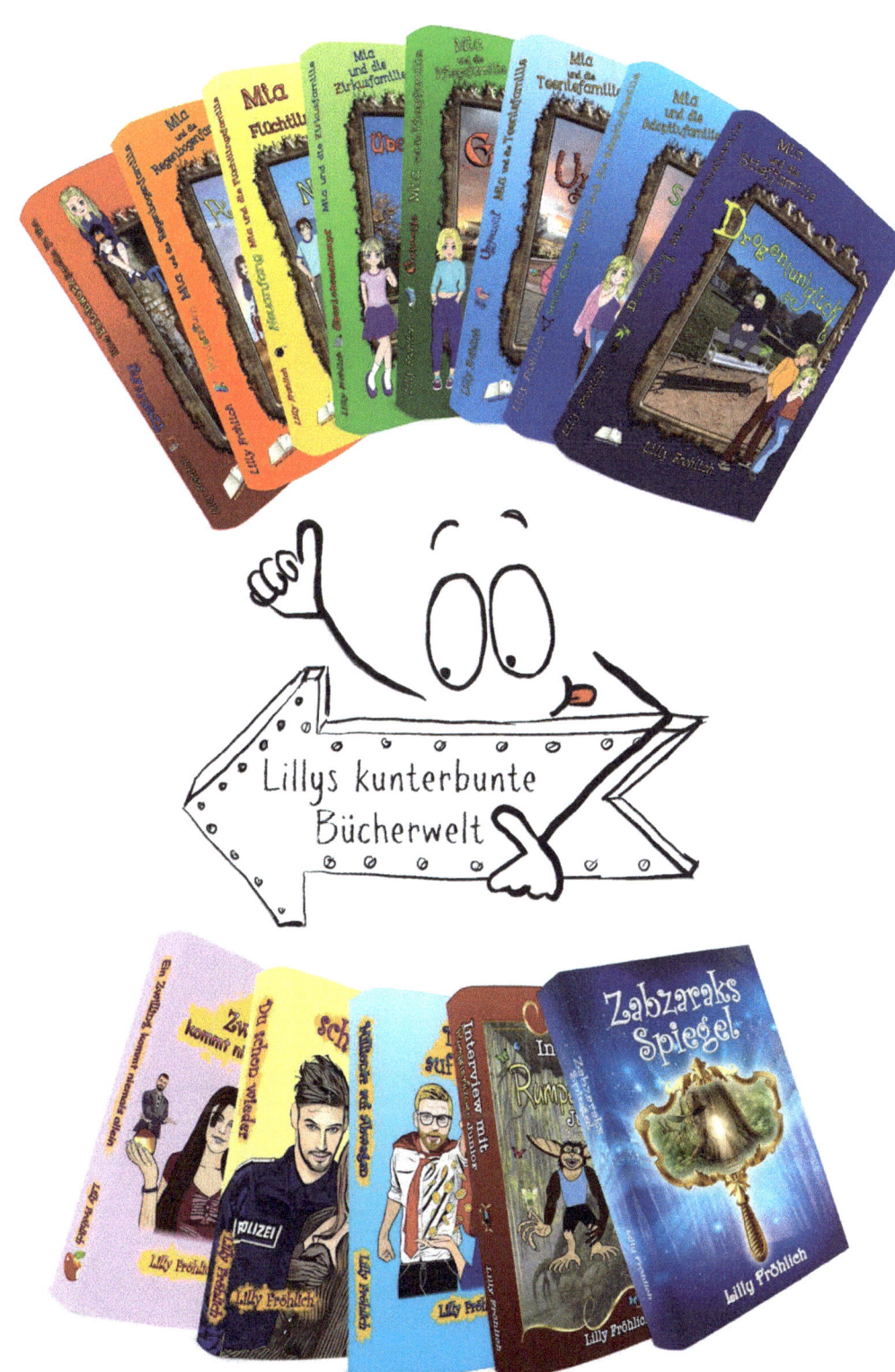

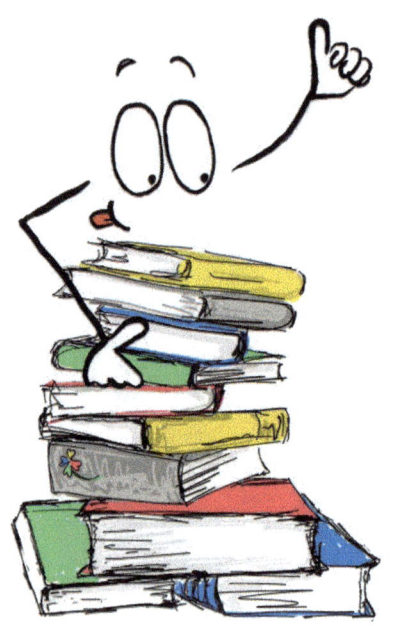

Lilly Fröhlichs
Autorenmanufaktur

Dein **Traum** ist es, endlich **dein eigenes Buch** zu schreiben?

Du weißt, dass das Leben die besten Geschichten schreibt und möchtest deine aufschreiben?

Mit **Lillys Buchmanufaktur** wirst auch du zur Autorenperle.

Es gibt **unendlich viele Gründe**, weshalb das Buch, das in dir schlummert, in die Hände der Menschen gelangen sollte und exakt 3 Gründe, weshalb dich Lillys Manufaktur ans Ziel bringt.

#1: Du findest keinen **Anfang**, obwohl du genau weißt, worüber du schreiben willst - Anfänge sind Lillys Spezialität.

#2: Du hast einen wundervollen Wissensschatz und kannst mit deinem **Expertenwissen** der Welt einen Mehrwert bieten. Lilly zeigt dir, wie du deine Gedanken aufs Papier bringst. Im Team macht es viel mehr Spaß.

#3: Du willst den **roten Faden** in den Händen halten. Lilly ist eine Expertin mit fast 40 Jahren Berufserfahrung.

Du hast nicht die Muse, um selbst in die Tasten zu hauen?

Lilly Fröhlich ist deine Ghostwriterin.

www.lilly-froehlich.de

Mail: autorin@lilly-froehlich.de

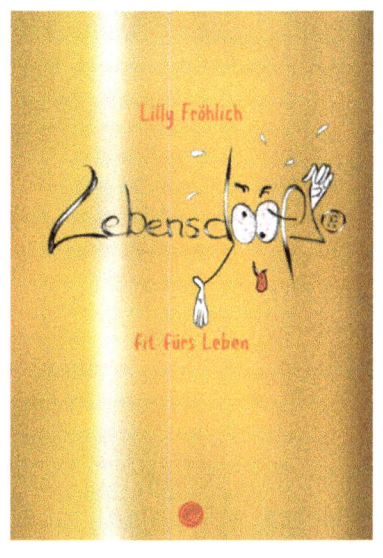

Du bist vogelfreie Ü18 und willst ›Hotel Mama‹ verlassen? Oder bist du schon ein weiser Hase und suchst nach ein paar Kniffen und Tricks, die dir das Leben erleichtern?

Hast du in Mathematik gelernt, wie du ein Bankkonto eröffnest?

Oder zeigt dir ein Navi an, wie du eine Wohnung findest und worauf du im Mietvertrag achten solltest? Apropos Vertrag, worauf musst du bei Verträgen überhaupt achten?

Brauchst du Versicherungen? Und wenn ja, welche? Wie erledigst du Behördengänge? Kennst du dich im Arbeitsrecht aus? Nein? Keine Panik! Das alles ist kein Hexenwerk, aber mit Halbwissen gerätst du schnell in hässliche Stolperfallen.

Mit diesem leicht verständlichen Ratgeber wirst du an die Hand genommen, sodass du deine Pflichten im Vorbeilaufen erledigen und deine Rechte mit einem Lächeln einfordern kannst.

ISBN **Softcover**-Print:
978-3-949536-12-0

ISBN **E-Pub**:
978-3-949536-11-3

www.lilly-froehlich.de

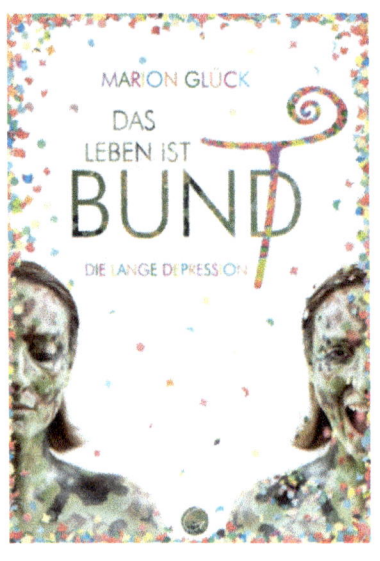

"Nur sprechenden Menschen kann geholfen werden" sagte Marion Glück als Marineoffizier zu ihren Soldaten. Doch sie selbst traute sich nicht mit anderen über ihre Probleme zu sprechen. Als sie sich doch überwand, wurde sie als Hypochonder belächelt und abgestempelt. Trotz großer Familie und engem Freundeskreis, fühlte sich die Autorin jahrelang unglücklich und einsam. Mobbing, Depressionen und Suizidgedanken bestimmten ihr Leben.

In diesem Buch erzählt die Autorin ihre Geschichte. Mit humorvoller Leichtigkeit schafft sie es diese sensiblen Themen darzustellen und entmystifiziert gleichzeitig den Alltag in einer psychosomatischen Klinik während ihrer Therapie.

ISBN **Softcover**-Print:

978-3-949536-00-7

ISBN E-Pub:

978-3-949536-08-3

www.gluecksuniversum.de

Bisher im Glücksuniversum erschienen:

Benita Justus	Die Profilerin – Wie ich lerne Menschen zu lesen, wie ein Buch
Jhamala Katharina Goerttler	Welten – Weg von Psychose
Jhamala Katharina Goerttler	Welten – Von der Dunkelheit ins Licht
Lilly Fröhlich	Lebensdoof® – Fit fürs Leben
Lilly Fröhlich	Pflegedoof® – Fit für den Pflegedschungel
Mareike Weisenfeld	Genuss mit Herz und Verstand – The Smart Way to Feel Better
Marion Bender	Aufstehen beginnt im Kopf – Nichts hindert dich
Marion Glück	Das Leben ist BUND/t – Die lange Depression
Marion Glück	Mimi wird Weihnachtsmann – Der Zauber von Weihnachten
Michaela Klunker	Dein Elternführerschein – Der zu mehr Miteinander in Schule und Alltag
Monika Leu	Der Tod ist mein Freund – Der Schmerz war mein Lehrer
Sandra Polli Holstein	rumgeKREBST – Mit Chemo, Charme und Schabernack
Sandra Polli Holstein	ausgeKREBST – Mit Chancen Checks und Corona
Sashima Möller-Titel	Das Leben ist leicht wie eine Feder – Vom Sterben zum Neubeginn

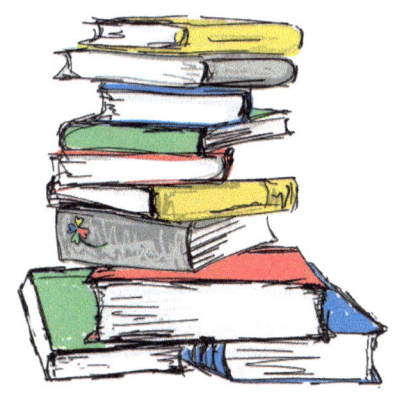

Vielen Dank, dass du dich diesem Buch geöffnet hast.

Du bist neugierig und möchtest mehr vom Glücksuniversum?

Sei der neue **Star** im Glücksuniversum

Registriere dich JETZT kostenlos für deine Glücksimpulse.

Deine Marou

aus dem **Glück**suniversum

·